Lesiones de la
mano y la muñeca

Carlos Irisarri Castro

Director de colección: Dr. Ramón Balius

Diseño cubierta: David Carretero

© 2005, Carlos Irisarri Castro
   Editorial Paidotribo
   C/ Consejo de Ciento, 245 bis, 1.°, 1.ª
   Tel.: 93 323 33 11 – Fax: 93 453 50 33
   08011 Barcelona
   E-mail: paidotribo@paidotribo.com
   http://www.paidotribo.com

Primera edición:
ISBN: 84-8019-823-0
Fotocomposición: Editor Service, S.L.
Diagonal, 299 – 08013 Barcelona
Impreso en España por Sagrafic

PRÓLOGO

Es un placer prologar esta monografía de mi excelente y buen amigo el Dr. Carlos Irisarri, dedicada específicamente a las lesiones de la mano y de la muñeca en el deporte. Se trata de una patología importante, tanto por la frecuencia con que esta región se ve afectada durante la práctica deportiva, como por sus especiales características de gravedad, y muchas veces por su difícil solución *ad integrum*. Como señala el autor en la introducción, este trabajo es el resultado de tres décadas de actividad profesional como Cirujano de la Mano y, creo necesario añadir, de muchos años de hábito deportivo continuado. Efectivamente, Carlos jugó intensamente durante su juventud al balonmano y al baloncesto, y desde hace años hasta la actualidad se dedica tenazmente al tenis, al paddle y al golf. Pienso que este bagaje deportivo, adquirido en deportes en los cuales mano y muñeca son elementos fundamentales para adquirir una maestría técnica, sin duda ha de haberle proporcionado conocimientos prácticos de primera mano, valga la redundancia. En todos los capítulos, el autor expone, con la ayuda de una extraordinaria y original iconografía, sus criterios para alcanzar un diagnóstico temprano y certero y para obtener la curación de la lesión a través del mejor, el más seguro y a la vez el más rápido tratamiento. La obra se completa con una escogida bibliografía, especialmente referida a pormenorizar las técnicas quirúrgicas preconizadas.

Dr. R. Balius Juli
Primer Presidente de SETRADE

ÍNDICE

INTRODUCCIÓN

Las lesiones de la mano y la muñeca que se producen durante la práctica deportiva son frecuentes y tienen unas características propias, tanto por su mecanismo lesional como por el tipo de paciente. En el deportista profesional, la urgencia por reintegrarse a su actividad deportiva condiciona con frecuencia la elección de un tratamiento intervencionista, en detrimento de un tratamiento conservador, que sería igualmente eficaz pero que necesitaría un período de tiempo más largo para obtener la curación de la lesión. La elevada inversión que supone contratar a un deportista de elite incita a su club a "rentabilizar" aquélla, buscando su rápida reincorporación, deseo que comparte el propio deportista, pero que no debe ser razón para acortar de forma inadecuada el tratamiento, ni para otorgar un alta médica sin haber conseguido una recuperación funcional suficiente para evitar un alto e inaceptable riesgo de recaída.

Afortunadamente, este deseo de volver a practicar su deporte, que tiene tanto el deportista profesional como el aficionado, es de gran ayuda durante su período de rehabilitación, y no van a existir problemas al dar el alta médica, al contrario de lo que sucede en otros ámbitos laborales.

En la presente monografía he tratado de exponer de una forma práctica y resumida los fundamentos básicos que permitan establecer un diagnóstico precoz y certero de cada tipo de lesión, así como mi criterio en cuanto a su tratamiento. No ha sido mi propósito hacer que esta monografía sea un atlas de técnicas quirúrgicas, si bien el especialista puede obtener datos bibliográficos que le permitirán acceder a ellas. Tratando de ser lo más didáctico posible, he incluido numerosos esquemas realizados por diversos colaboradores (Drs. Haro, Prado, Escobar,...), así como preparaciones anatómicas facilitadas por el Dr. M. Llusá. Mi agradecimiento a los mismos se hace extensivo a los cirujanos que han compartido mis tres décadas de actividad profesional. Confío en que, con la ayuda y el buen hacer de la Editorial Paidotribo, mi esfuerzo resulte útil y del agrado de sus lectores.

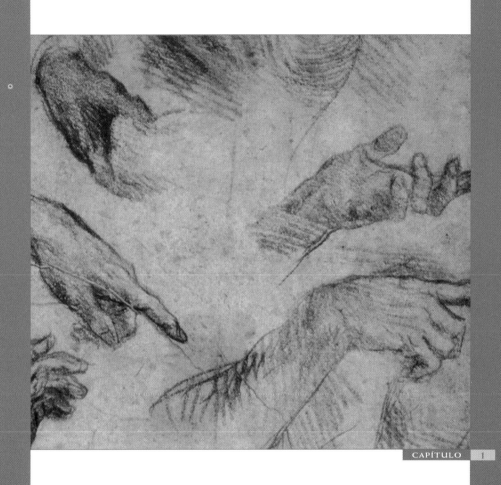

CAPÍTULO 1

Anatomía y biomecánica

ANATOMÍA OSTEOARTICULAR

El esqueleto de la mano se compone de 27 huesos, divididos en tres grupos: el carpo, los metacarpianos y las falanges. En su conjunto, adoptan la forma de arcos, dos transversales (a nivel del carpo y de los metacarpianos) y los arcos longitudinales digitales (fig. 1.1). Recuperar la configuración de estos arcos de la mano, tras una lesión traumática de ésta que los haya alterado, tiene una importante repercusión funcional, por lo que constituye uno de los objetivos del tratamiento de las fracturas de la mano.

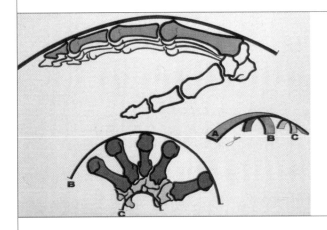

Figura 1.1.
Arcos de la mano.

De una forma esquemática, en la mano se puede considerar que existe un *área fija,* integrada por la hilera distal del carpo (trapecio, trapezoide, hueso grande y ganchoso) y los metacarpianos segundo y tercero, y un *área móvil,* integrada por la hilera proximal del carpo (escafoides, semilunar y piramidal), los metacarpianos primero, cuarto y quinto, así como las falanges (fig. 1.2). El pisiforme, clásicamente englobado en la hilera proximal, está en realidad situado en un nivel más palmar, y actúa a manera de hueso sesamoideo, insertándose en él el tendón cubital anterior.

Una característica esencial de la mano humana es la capacidad para oponer el dedo pulgar a los restantes dedos (denominados "dedos largos"), gracias a la especial configuración de la **articulación trape-**

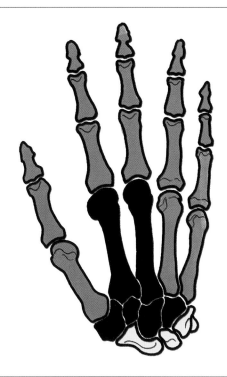

Figura 1.2. Zona móvil y fija del esqueleto de la mano.

ciometacarpiana, en forma de silla de montar. Es una adaptación evolutiva (los primates carecen de un auténtico movimiento de oposición) que permite hacer una pinza de precisión entre el pulpejo del pulgar y los pulpejos de los dedos largos, lo que ha otorgado a la mano humana una enorme versatilidad funcional.

El sistema estabilizador de la **articulación metacarpofalángica (MF) del pulgar** comprende un sistema capsuloligamentario y un sistema muscular que incluye los músculos aductor, flexor corto y abductor corto del pulgar. El sistema capsuloligamentario incluye los ligamentos colaterales (LC), los colaterales accesorios (LCA) y los ligamentos palmar proximal y distal, que forman parte de la placa palmar, en la cual están incluidos los huesos sesamoideos (fig. 1.3).

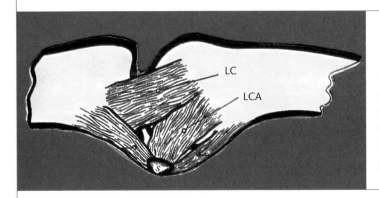

Figura 1.3. Ligamentos de la articulación MF del pulgar.

Las **articulaciones metacarpofalángicas (MF) de los dedos largos** deben su estabilidad a los ligamentos colaterales y a la placa palmar. Por la configuración de las cabezas de los metacarpianos y por el trayecto de los ligamentos colaterales, estas articulaciones pueden desplazarse lateralmente cuando están en extensión, pero se tensan al flexionarse, lo que les proporciona estabilidad.

Las **articulaciones interfalángicas proximales (IFP)** son de tipo bisagra y estables en todo su recorrido articular tanto por su configuración anatómica como por el sistema capsuloligamentario, integrado por los ligamentos colaterales (LC), los colaterales accesorios (LCA) y la placa palmar (fig. 1.4). Esta última estructura adopta la

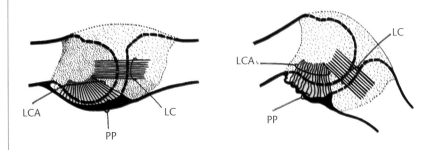

Figura 1.4. Ligamentos de la articulación IFP.

forma de una potente lámina fibrocartilaginosa en su inserción distal en la base de la falange media. En la falange proximal se inserta a través de un pilar superficial y otro profundo, entre los que pasan las arterias que forman la arcada palmar proximal. También en las **articulaciones interfalángicas distales (IFD)**, los ligamentos colaterales mantienen su tensión prácticamente igual cualquiera que sea la posición de la articulación, por lo que son estables en todo su recorrido articular.

La **muñeca** engloba tres articulaciones interdependientes (fig. 1.5): la radiocarpiana, la mediocarpiana y la radiocubital distal. Su espe-

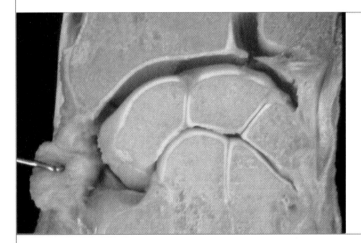

Figura 1.5.
Corte coronal
que muestra las
articulaciones
radiocubital
distal, la radio-
carpiana y la
mediocarpiana.

cial arquitectura hace posible combinar el movimiento de flexoextensión con el de inclinación radial-cubital. La articulación radiocubital distal posibilita la supinación y la pronación alrededor del eje longitudinal del antebrazo. Además del movimiento de giro, se produce una traslación del extremo distal del radio respecto al cúbito, palmar en el movimiento de pronación y dorsal en el de supinación, variando el área de contacto entre la cabeza del cúbito y la cavidad sigmoidea del radio (fig. 1.6). Todo ello hace necesario el papel estabilizador de las siguientes estructuras:

1. El *complejo fibrocartilaginoso triangular (TFCC)*, integrado por el propio ligamento o disco triangular (cuya principal función no es

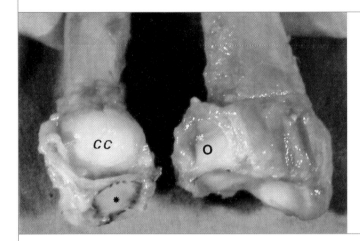

Figura 1.6.
Articulación radiocubital distal: cabeza del cúbito (cc), cavidad sigmoidea del radio (o) y ligamento triangular (*)

estabilizar, sino absorber los impactos) y los ligamentos radiocubitales distales dorsal y volar.

2. El *complejo ligamentario cubitocarpiano*, activo especialmente durante la pronación.

3. El *tendón del músculo cubital posterior (ECU)*, situado en un compartimiento específico y en íntima relación con la cabeza del cúbito, y que actúa como un estabilizador dinámico de la misma.

4. El *músculo pronador cuadrado*, que se dispone transversalmente entre el radio y el cúbito.

5. La *membrana interósea antebraquial*, que previene la separación lateral de ambos huesos.

Para que la muñeca conserve su estabilidad durante la prensión digital forzada, que la somete a fuerzas de compresión, cizallamiento y torsión, es preciso que estén íntegros los ligamentos extrínsecos (especialmente los palmares) y los intrínsecos, sobre todo el ligamento escafolunar dorsal, ya que la articulación entre el escafoides y el semilunar juega un papel primordial en la estabilidad carpiana. Debe recordarse que en la hilera proximal no se inserta ningún tendón, funcionando como un "segmento intercalado", en dependencia de la hilera distal que se comporta como un único bloque, debido al papel de los ligamentos interóseos tanto dorsales como palmares.

ANATOMÍA MUSCULAR

Los músculos de la mano se pueden dividir en dos grupos:

- Los *músculos extrínsecos*, que son aquellos cuya masa muscular está situada en el antebrazo y cuyos tendones se insertan en los huesos de la mano. Se subdividen en músculos flexores (de la muñeca y de los dedos), situados en la cara volar, y músculos extensores (de la muñeca y dedos), situados dorsalmente.

- Los *músculos intrínsecos*, que tienen su origen e inserción dentro de la mano (fig. 1.7), como sucede con los músculos tenares que actúan sobre el pulgar (abductor corto [APB], oponente [OP] y flexor corto [FPB]) y los hipotenares que actúan sobre el meñique (abductor [ADM], flexor [FDM] y oponente [ODM]). Este grupo se completa con el músculo aductor del pulgar, los músculos interóseos (3 dorsales y 4 volares) y los músculos lumbricales (4 volares). Todos ellos actúan en los movimientos de separación y aproximación de los dedos entre sí.

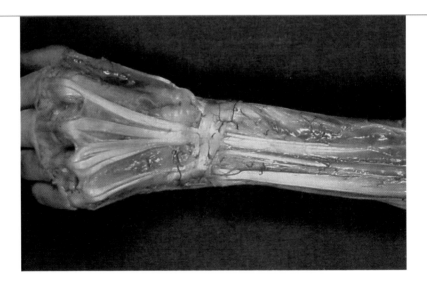

Figura 1.7. Músculos tenares e hipotenares.

ANATOMÍA DE LOS TENDONES FLEXORES

Los tendones flexores están formados por fascículos compuestos por fibras colágenas y fibroblastos, que se alinean de forma longitudinal y paralela. Cada fascículo está rodeado por una fina membrana conjuntiva llamada endotendón y, a su vez, el conjunto de fascículos es rodeado por otra membrana denominada epitendón. A lo largo de su recorrido tienen un segmento extrasinovial, rodeado por el paratendón (formado por tejido conectivo laxo), y otro segmento intrasinovial. La vaina sinovial configura una cavidad rellena de líquido sinovial, que aporta sustancias nutritivas al tendón.

La eficacia flexora de los tendones está condicionada por la presencia e integridad de las poleas tendinosas, que impiden la luxación palmar de los tendones "en cuerda de arco" al flexionar los dedos. En los dedos largos existen 5 poleas anulares y 3 poleas cruciformes (fig. 1.8). Estas últimas son más delgadas y flexibles, lo que permite

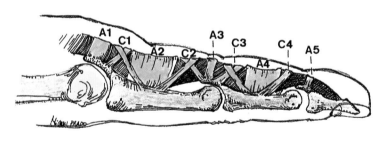

a

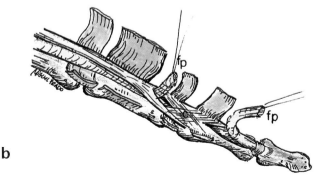

b

Figura 1.8.
Tendones
flexores y sus
poleas.

que las poleas anulares se aproximen entre sí cuando el dedo se fle-xiona. En el pulgar existen 2 poleas anulares y una tercera polea obli-cua. Los tendones flexores reciben su vascularización a través de los vínculos tendinosos y de los vasos sanguíneos que provienen de la unión musculotendinosa y de sus inserciones óseas.

ANATOMÍA DE LOS TENDONES EXTENSORES

Los tendones de los músculos extensores discurren a nivel del extre-mo distal del radio y del cúbito por seis correderas osteofibrosas (fig. 1.9), con la siguiente disposición: la primera contiene el APL y EPB; la segunda, los tendones de los músculos primero y segundo ra-diales (ECRL y ECRB); la tercera, el EPL; la cuarta, los tendones ex-tensores comunes; la quinta, el extensor propio del meñique, y la sexta, el ECU. Los tendones ECRL y ECRB se insertan en la base de los

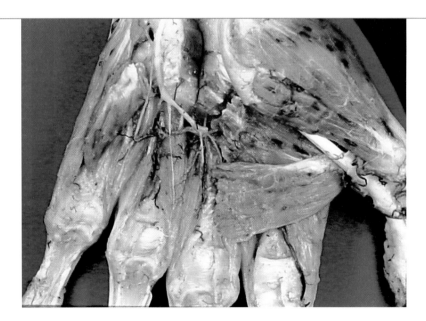

Figura 1.9. *Tendones extensores en sus correderas y en el dorso de la mano.*

metacarpianos II y III respectivamente, mientras que el ECU lo hace en la base del quinto metacarpiano. Los extensores digitales (común y propio del índice y meñique) se unen a las expansiones de la musculatura intrínseca para conformar el aparato extensor digital.

ANATOMÍA DE LOS NERVIOS DE LA MANO

Los músculos que mueven la mano son inervados por los nervios radial, mediano y cubital. De una forma esquemática, el nervio mediano inerva los músculos palmares mayor y menor (flexores de la muñeca), los músculos flexores superficiales (que flexionan la IFP de los dedos largos) y los flexores profundos (que flexionan la IFD) del índice y el medio. Tras atravesar el túnel carpiano, da origen al ramo motor que inerva los músculos tenares.

El nervio cubital inerva en el antebrazo el músculo cubital anterior (flexor de la muñeca) y los flexores profundos de los dedos anular y meñique. Tras pasar por el denominado canal de Guyon a nivel de la muñeca, inerva la musculatura hipotenar, los músculos interóseos, los lumbricales del anular y el meñique y el aductor del pulgar.

Por su parte, el nervio radial inerva los músculos que extienden la muñeca (primero y segundo radiales, cubital posterior), los dedos largos (extensor común y extensores propios del índice y del meñique), y los que extienden (extensor corto [EPB], extensor largo [EPL]) y abducen el pulgar (abductor largo [APL]).

■ Bibliografía

1. García-Elías M. "Anatomy of the Wrist". En: The Wrist. Watson & Weinzweig (Eds.). Lippincott, Williams & Wilkins, 2001.

2. Landsmeer J. *Atlas of anatomy of the Hand*. Churchill Livingstone, Nueva York, 1976.

3. Llusá M, Merí A, Ruano D. *Manual y Atlas Fotográfico de Anatomía del Aparato Locomotor*. Med. Panamericana, 2004.

4. Kaplan E. *Functional and surgical anatomy of the Hand*. 2ª ed., Filadelfia, JB Lippincott, 1965.

5. Schmidt H, Lanz U. *Chirurgische Anatomie der Hand*. Hippokrates Verlag Stuttgart, 1992.

6. Taleisnik J. *The Wrist*. Churchill Livingstone, Edinburgo, 1985.

7. Tubiana R. *Traité de Chirurgie le la Main*. Masson, París, 1984

8. Zancolli E, Cozzi E. *Atlas de Anatomía Quirúrgica de la Mano*. Med. Panamericana, Madrid, 1993.

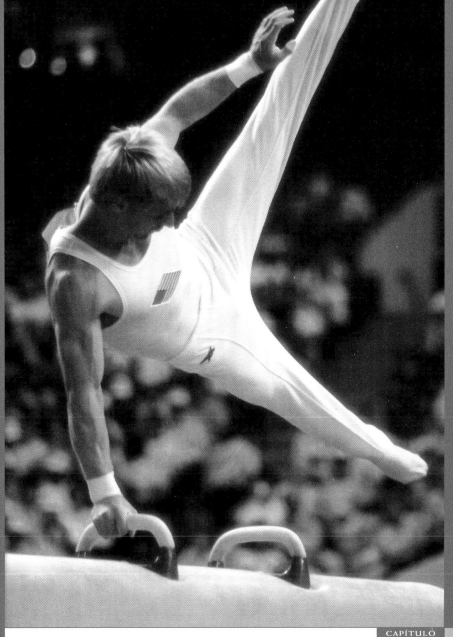

CAPÍTULO 2

Lesiones de los ligamentos de la muñeca y el carpo

Gracias a la especial arquitectura de los huesos del carpo, y a los múltiples ligamentos existentes a este nivel, la muñeca es capaz de soportar cargas sin que se produzcan subluxaciones carpianas, así como de adoptar diversas posiciones que permiten hacer con la mano cualquier tipo de apoyo o función de prensión.

Cuando, como consecuencia de una lesión ligamentaria o una anomalía de los huesos del carpo, se presentan cambios bruscos de la posición que habitualmente mantienen entre ellos durante los movimientos de la muñeca, estamos ante un cuadro de *inestabilidad carpiana*, que se traduce clínicamente por chasquidos o resaltes en determinados movimientos, con sinovitis y dolor local.

Sin embargo, debe tenerse presente que en ocasiones se observan muñecas que presentan unas radiografías con alteraciones de los ejes carpianos, probablemente por anomalías congénitas de sus estructuras de soporte (cápsula y ligamentos), y que son asintomáticas gracias a la estabilización muscular compensadora. Por el contrario, en un primer estadio de inestabilidad carpiana, las radiografías convencionales aparentan una completa normalidad. Constituyen el grupo de las llamadas *inestabilidades carpianas dinámicas,* que sólo se manifiestan esporádicamente al adoptar determinadas posiciones del carpo, y cuya detección es con frecuencia tan sólo posible mediante el estudio con cinerradiografía. En su mayoría terminan por convertirse en *inestabilidades carpianas estáticas o permanentes*, ya apreciables en las radiografías convencionales.

Revisaremos de forma esquemática en este capítulo las más importantes.

INESTABILIDAD ESCAFOLUNAR

El primer autor que describió una subluxación rotatoria del escafoides respecto al semilunar fue Destot en su monografía *Traumatismes du poignet et Rayons X*, publicada en Lyon en 1913. Este término fue igualmente utilizado por Vaughan-Jackson (18) cuando publicó en 1949 el caso de un paciente de 31 años que presentaba una lesión cuyo origen fue una caída jugando al rugby. A Dobyns (6) le corresponde el mérito de utilizar por vez primera el término de *inestabili-*

dad (del escafoides carpiano) en 1967, popularizando desde la Clínica Mayo (Rochester, USA) en 1972 con Linscheid (13) el término *inestabilidad carpiana*, diferenciando cuatro tipos (VISI, DISI, traslación cubital y subluxación dorsal), que posteriormente fueron complementados con otros tipos de inestabilidades. La medición de los ángulos, y su comparación con el valor normal, permite cuantificar el grado de la anomalía, esencialmente el grado de dorsiflexión (DISI) o flexión volar (VISI) del semilunar (fig. 2.1).

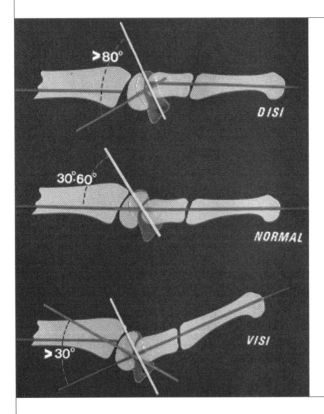

Figura 2.1.
Inestabilidades
de los tipos DISI
y VISI.

Clasificación

La inestabilidad escafolunar puede subdividirse en diferentes grados según se trate de lesiones parciales o totales de los elementos de unión de ambos huesos, constituidos por la membrana escafolunar y los ligamentos escafolunares volar y dorsal, este último el más potente e importante. La preservación o rotura de los ligamentos de la articulación triescafoidea distal también influye y condiciona la evolución de la lesión.

Weinzweig y Watson (21) han introducido recientemente el concepto de *inestabilidad predinámica*, que atribuyen a lesiones parciales de las estructuras escafolunares, y que se manifiesta con la formación de pequeños gangl05iones a nivel escafolunar y con un roce doloroso entre la cresta dorsal del escafoides y el reborde dorsal del radio, recomendando la extirpación de éste cuando el dolor llega a ser incapacitante.

En las inestabilidades dinámicas, la separación escafolunar puede comprobarse mediante radiografías en proyección anteroposterior en inclinación cubital y con los dedos flexionados. En los casos dudosos debe hacerse un estudio comparativo con la muñeca contralateral. La resonancia magnética evidencia con nitidez la lesión, detectando el edema presente y permitiendo observar el arrancamiento del ligamento escafolunar dorsal (fig. 2.2).

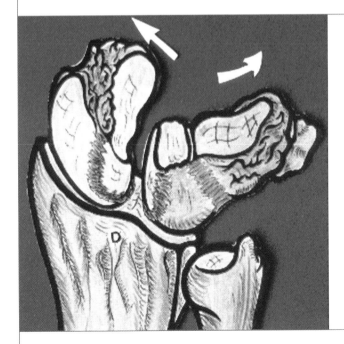

Figura 2.2.
Esquema de la
Inestabilidad
escafolunar.

En las *inestabilidades estáticas,* la disociación escafolunar es completa (fig. 2.3) y la acción de las cargas axiales provoca la migración proximal del hueso grande, así como el desplazamiento cubital y la extensión del semilunar (DISI), mientras que el escafoides rota en flexión. Se expresa radiologicamente por la aparición de una diastasis escafolunar exagerada (fig. 2.4), que Frankel (8) denominó "signo de Terry Thomas"en atención al popular actor cómico inglés así llamado, quien tenía un llamativo diastema dental.

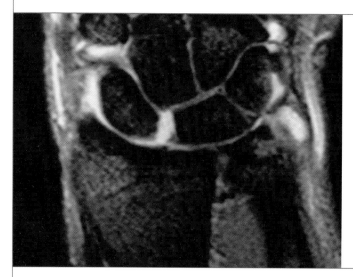

Figura 2.3.
RM de una
inestabilidad
dinámica
escafolunar.

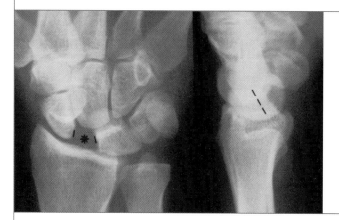

Figura 2.4.
Radiografía de una
inestabilidad
escafolunar
estática.

Tratamiento

En las lesiones agudas optamos por una inmovilización de la muñeca en torno a 1 mes, que permite la cicatrización de la parte vascularizada, básicamente el ligamento escafolunar dorsal. Si la diastasis escafolunar es muy marcada y el paciente muy laxo, es preferible estabilizar el escafoides fijándolo al semilunar y al hueso grande con dos agujas de Kirschner introducidas de forma percutánea, bajo control del amplificador de imágenes. En el supuesto de que sea una lesión más compleja, siendo necesaria la intervención quirúrgica, se hará la sutura o reinserción del ligamento escafolunar dorsal.

En las lesiones de antigüedad superior al mes, creemos de poco valor la sutura de los restos del ligamento, y preferimos hacer una plastia de sustitución mediante una bandeleta del FCR (Brunelli, 3) pero anclándola al propio semilunar (previamente dañado) con la ayuda de un arpón tipo Mitek.

En las lesiones crónicas, pero sin artrosis significativa del escafoides, optamos por la artrodesis escafoides-semilunar-hueso grande. Si ya existe una grave afectación del cartílago del escafoides y el hueso grande, asociándose un colapso carpiano avanzado (muñeca SLAC, Watson, [19]), preferimos la artrodesis parcial del carpo tipo "4 esquinas", fusionando el semilunar, piramidal, ganchoso y hueso grande, y extirpando el escafoides. El empleo de pequeñas placas específicas para esta técnica (fig. 2.5) permite una movilización relativamente precoz.

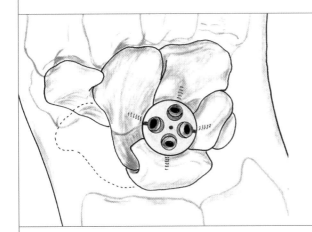

Figura 2.5. Fusión tipo "4 esquinas".

INESTABILIDAD LUNOPIRAMIDAL

El piramidal es el elemento básico del área cubitocarpiana, ya que, aun careciendo de inserción tendinosa alguna, es el punto de confluencia de diversas estructuras ligamentarias. Así, está unido al semilunar por los ligamentos lunopiramidales volar y dorsal, que se ven complementados por un fibrocartílago, dibujando las tres estructuras en su conjunto una forma de C. Además se insertan en el piramidal, el ligamento dorsal radiocarpiano y el intercarpiano, mientras que en la cara volar lo hace el ligamento cubitopiramidal palmar (cuyo origen es el reborde palmar del ligamento triangular) y la prolongación del radiolunar palmar.

De una forma esquemática, se pueden considerar cuatro grados de lesiones:

- El más leve sería la rotura parcial de cualquiera de los ligamentos descritos, que no tiene manifestación radiológica y que responde bien a la inmovilización durante 3 semanas.

- Cuando la rotura de la mencionada C es completa, pero los otros ligamentos permanecen intactos, la inestabilidad aparece solamente de forma dinámica en determinados movimientos. En los casos recientes es posible conseguir su cicatrización mediante inmovilización durante 1 mes.

- En un tercer estadio se sitúan las inestabilidades "estáticas" que ya son visibles en las radiografías convencionales, y en las que se añade la lesión (rotura o elongación) de los ligamentos radiocarpianos lunares antes citados, con inestabilidad asociada tipo VISI. Su aparición supone que ha transcurrido un largo plazo desde el traumatismo, por lo que no existe capacidad de cicatrización de los ligamentos rotos. La cirugía paliativa puede hacerse mediante una tenodesis (con una bandeleta del ECU), una plastia de refuerzo con un ligamento vecino (una porción del ligamento radiopiramidal dorsal) o mediante una artrodesis lunopiramidal.

- En los casos crónicos, con presencia de un cúbito largo asociado, existe un grave deterioro del cartílago articular (cuarto estadio), presentándose en algún caso un ganglión intraóseo en el piramidal. Todo ello hace que la artrodesis sea la alternativa a seguir.

Además, si el cúbito largo da lugar a un síndrome de impactación, será necesario asociar el acortamiento de aquél.

INESTABILIDAD PIRAMIDAL – GANCHOSO

Es una lesión poco frecuente, que se expresa por un chasquido a este nivel durante la inclinación cubital debido al cambio brusco de posición del piramidal, ocasionado por la rotura de los ligamentos interóseos y la del ligamento volar que lo une al hueso grande. La cinerradiografía ayuda a detectar el sitio de la lesión. Según nuestra experiencia, se diagnostica en casos avanzados, comprobándose durante la cirugía la presencia de lesiones condrales, que pueden necesitar la realización de una artrodesis ganchosopiramidal paliativa. En caso contrario, se optará por una ligamentoplastia estabilizadora con una bandeleta del ECU.

LESIONES DEL LIGAMENTO TRIANGULAR

La articulación entre la cabeza del cúbito y la cavidad sigmoidea mantiene su normal congruencia gracias a los ligamentos volar y dorsal y al llamado ligamento triangular. Este último sólo está vascularizado en su porción más periférica, adquiriendo su área central el carácter de un auténtico fibrocartílago avascular.

De una forma esquemática, las lesiones traumáticas agudas del ligamento triangular (fig. 2.6) pueden ser por avulsión a nivel de su inserción cubital (la más frecuente) o por avulsión radial. Más raramente se produce en forma de desgarro central o en su zona más volar. Su diagnóstico es difícil, incluso utilizando la RM, entre otras razones, por la presencia de perforaciones congénitas (tanto centrales como en su borde radial) que dan lugar a imágenes difíciles de interpretar. Sólo la artroscopia permite un diagnóstico de certeza.

Actualmente es posible reinsertar las avulsiones cubitales mediante cirugía artroscópica. Igualmente es posible la extirpación de un colgajo desgarrado en su porción central, ya sea con una pinza específica (fig. 2.7) o mediante la utilización de energía térmica (láser o radiofrecuencia).

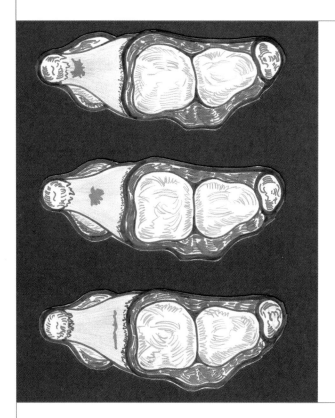

Figura 2.6.
Tipos de lesión
del ligamento
triangular.

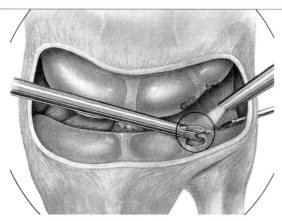

Figura 2.7. Cirugía artroscópica de rotura del ligamento triangular.

En los casos de lesiones crónicas del ligamento triangular, con perforación degenerativa de una amplia zona central, están presentes lesiones del cartílago, especialmente del piramidal y semilunar. Se ha propuesto el acortamiento diafisario del cúbito para evitar el choque *(impingement)* cubitocarpiano, que otros autores tratan de evitar con una simple excisión de la parte más distal de la cabeza cubital (*wafer procedure*, Feldon, [7]). Ambas técnicas alteran la articulación radiocubital distal, por lo que no están exentas de complicaciones. En algún caso he realizado una resección parcial de la cabeza cubital (técnica de Bowers, [2] y de Watson [20], fig. 2.8), interponiendo en el

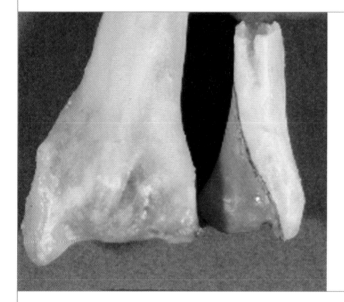

Figura 2.8.
Artroplastia de resección tipo Watson.

defecto así creado una "anchoa" hecha con el tendón del palmar menor. El dolor mejora, pero disminuye la capacidad funcional de la muñeca de una forma significativa. Afortunadamente es una lesión propia de deportistas en una etapa profesional cercana a la retirada, que no impide continuar la práctica deportiva a un menor nivel de exigencia.

INESTABILIDAD RADIOCUBITAL DISTAL

Clasificación. Atendiendo a la posición de la cabeza del cúbito, puede diferenciarse la inestabilidad dorsal, la palmar y la multidireccional. Según sea el grado del desplazamiento, se debe diferenciar la inestabilidad dinámica (que sólo aparece en determinadas posiciones) de la estática o permanente. Esta última puede reducirse aún por manipulación o, por el contrario, presentarse ya como irreductible.

Diagnóstico. La exploración clínica del anormal grado de desplazamiento de la cabeza del cúbito debe hacerse siempre de forma comparativa con la otra muñeca, y considerando la posible existencia de una hiperlaxitud constitucional, especialmente en las adolescentes. El estudio radiológico, especialmente una proyección lateral estricta, debe ser igualmente bilateral. Generalmente se completa el estudio con una TC helicoidal, que proporciona una excelente visión de la lesión (figs. 2.9 y 2.10), muchas veces imprescindible antes de optar por la cirugía.

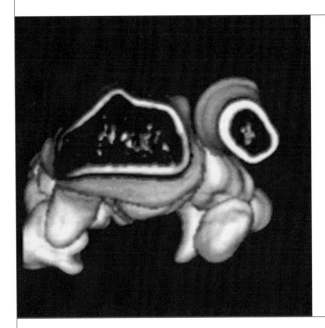

Figura 2.9.
Luxación dorsal de la cabeza del cúbito (TC helicoidal).

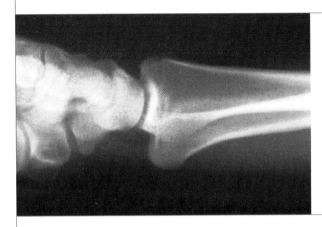

Figura 2.10a.
Luxación volar de
la cabeza.

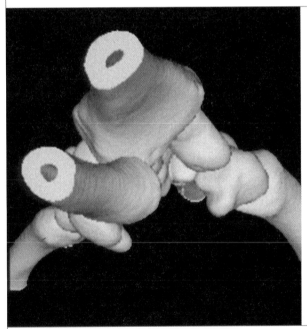

Figura 2.10b.
Su aspecto en la TC
helicoidal.

Tratamiento

- Creemos que las *inestabilidades dinámicas* deben ser tratadas inicialmente de forma conservadora mediante inmovilización durante 3 a 4 semanas.

- Las *luxaciones completas* deben ser reducidas e inmovilizadas durante un período de 4 a 6 semanas, según la laxitud y la edad del paciente. Con frecuencia se constata que la reducción es inestable, siendo necesaria la fijación de la cabeza del cúbito al radio con una aguja de Kirschner introducida percutáneamente en sentido horizontal.

- En las *luxaciones crónicas* se han utilizado múltiples técnicas de ligamentoplastia (Adams, [1]), todas ellas de cierta complejidad técnica y la mayoría de resultado incierto. Otros autores han utilizado la técnica descrita en 1936 por Sauvé y Kapandji, que asocia la artrodesis o fusión de la articulación radiocubital distal con la resección de un segmento del cúbito proximalmente, para mantener la pronosupinación (Kapandji, [12]). Es frecuente el dolor residual (por el roce del extremo proximal del cúbito contra el radio), que limita de forma considerable la capacidad funcional de la muñeca. Actualmente ya se están utilizando diferentes modelos de prótesis sustitutivas de la cabeza del cúbito, pero es una cirugía paliativa tras la que se aconseja no realizar esfuerzos violentos con la muñeca operada.

■ Bibliografía

1. Adams B, Berger R. "An anatomic reconstruction of the distal radioulnar ligaments for posttraumatic distal radioulnar joint instability". *J Hand Surg* 2002; 27: 243-251.

2. Bowers W. "The distal radio-ulnar joint". En: Green D. (Ed.). *Operative Hand Surgery* 2ª ed. Nueva York, Churchill Livingstone, 1988.

3. Brunelli G, Brunelli GA. "A new technique to correct carpal instability with scaphoid rotary subluxation: a preliminary report". *J. Hand Surg.* 1995, 20A, 3, part 2, 582.

4. Cooney W, Linscheid R, Dobyns J. "Triangular Fibrocartilage Tears". *J Hand Surg* 1994; 19A:143-154.

5. Dailey S, Palmer A. "The role of arthroscopy in the evaluation and treatment of fibrocartilage complex injuries in athletes". *Hand Clinics* 2000; 16: 461-476.

6. Dobyns J, Perkins J. "Instability of the carpal navicular". *J Bone Joint Surg* 1967; 49A: 1014 (abstract).

7. Feldon P, Terrono A, Belsky M. "The wafer procedure: partial distal ulnar resection". *Clin Orthop* 1992; 124-129.

8. Frankel V. "The Terry-Thomas sign". *Clin Orthop* 1977; 129: 321.

9. García-Elías M. "¿Qué es una muñeca inestable?" *Rev Iber Cir Mano* 2000; vol. 27, 57: 65-69.

10. Hermansdorfer J, Kleinman W. "Management of chronic peripheral tears of the triangular fibrocartilage complex". *J Hand Surg* 1991; 16 A: 340-346.

11. Hui F, Linscheid R. "Ulnotriquetal augmentation tenodesis: a reconstructive procedure for dorsal subluxation of the distal radioulnar joint". *J Hand Surg* 1982; 7: 230-236.

12. Kapandji I. "Operation de Kapandji-Sauvé". *Ann Chir Main* 1986; 5, 3: 181-193.

13. Linscheid R, Dobyns J, Beabout J, Bryan R. "Traumatic instability of the wrist: diagnosis, classification, and pathomechanics". *J Bone Joint Surg* 1972; 54A 1, 162.

14. Palmer A, Werner F."The triangular fibrocartilage complex of the wrist: anatomy and function". *J Hand Surg* 1981; 6:153-162.

15. Palmer A. "Triangular fibrocartilage complex lesions: a classification". *J Hand Surg* 1989; 14 A: 594-606.

16. Poyatos J, Lazaro C, Monzonis J. "Luxación volar radiocubital distal". *Rev Ortop Traum* 1996; 40: 44-46

17. Schiller M, Ekenstam F, Kirch P. "Volar dislocation of the distal radio-ulnar joint". *J Bone J Surg* 1991; 73A, 617-619.

18. Vaughan-Jackson O. "A case of recurrent subluxation of the carpal scaphoid". *J Bone Joint Surg* 1949; 31B: 532-533.

19. Watson HK, Ballet F. "The SLAC wrist: scapho-lunate advance collapse pattern of degenerative arthritis". *J Hand Surg* 1984; 9A: 358-364.

20. Watson HK, Ryu J, Burgess R. "Matched distal ulna resection". *J Hand Surg* 1986; 11:812-817.

21. Weinzweig. J, Watson HK. "Dorsal wrist syndrome: predynamic carpal instability". En: *The Wrist*. Watson & Weinzweig (ed.). Lippincot, Williams & Wilkins (eds.), 2001.

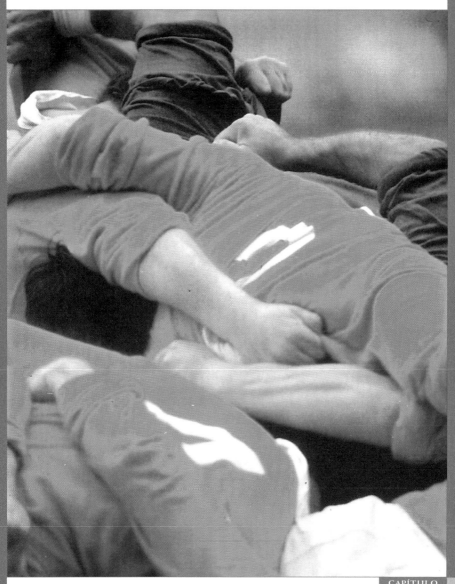

CAPÍTULO 3

Lesiones de los ligamentos de los dedos

INTRODUCCIÓN

La aparente banalidad de las lesiones de los ligamentos de las articulaciones de los dedos de la mano provoca con frecuencia que no se efectúe un diagnóstico correcto y la aplicación de un tratamiento inadecuado, lo que se traduce en la persistencia del dolor, del edema y de la rigidez articular, con una importante incapacidad funcional que se ve agravada por la perplejidad del paciente. Dada su gran frecuencia en el ámbito deportivo, es muy importante que tanto médicos como fisioterapeutas deportivos sepan cómo llegar a un diagnóstico exacto y conozcan las pautas de su tratamiento.

El médico encargado de su tratamiento debe evitar tanto intervenciones quirúrgicas innecesarias, como largas inmovilizaciones improcedentes, pero a la vez proporcionando un tratamiento lo suficientemente eficaz como para evitar las secuelas antes citadas. Iremos revisando las diferentes articulaciones, comenzando, por su importancia, por las lesiones del pulgar.

ARTICULACIÓN TRAPECIOMETACARPIANA

La amplitud y complejidad de los movimientos posibles a nivel de la articulación trapeciometacarpiana (TM) la hacen especialmente vulnerable a las lesiones ligamentarias. Afortunadamente, en la gran mayoría de los casos se trata de un simple esguince. En un estadio intermedio se produce una lesión ligamentaria aislada, generalmente del ligamento oblicuo anterior (LOA), cuyo diagnóstico es ya posible gracias a las imágenes de la RM (Connell [7]). En los traumatismos más violentos se produce generalmente la típica fractura-luxación tipo Bennett. La luxación pura TM es poco frecuente, y en su gran mayoría el metacarpiano se luxa en sentido dorsorradial respecto al trapecio, siendo excepcional la luxación volar.

En cuanto al papel estabilizador de los distintos ligamentos, Eaton (9) ha otorgado el principal protagonismo al ligamento oblicuo anterior (LOA), mientras que Bettinger (4) reparte el protagonismo entre los ligamentos volares y los dorsales, teoría con la que estoy de acuerdo. Strauch (15) observó una rotura franca de la cápsula y los ligamentos dorsales, mientras que, en el lado volar, la lesión se producía en forma de despegamiento subperióstico del LOA, que volvería a su posición original tras la reducción.

Respecto a su tratamiento, Bunnell (5) señaló que en la mayoría de las luxaciones recientes era suficiente la reducción por manipulación seguida de la inmovilización con yeso, pero el tratamiento quirúrgico ha sido defendido por numerosos autores. Allieu (2) opta por la fijación TM con una aguja de Kirschner, asociando una ligamentoplastia de entrada. De los 6 casos que hemos tratado, en cinco nos limitamos a su reducción incruenta y a inmovilizar el pulgar en abducción y pronación, posición que proporciona la máxima congruencia y estabilidad articular (Zancolli [16]). Se debe hacer una radiografía de control semanal para comprobar que la reducción se mantiene dentro del yeso, que se retira entre las 4 y 6 semanas (figs. 3.1 y 3.2). El resultado funcional así conseguido fue excelente en todos ellos.

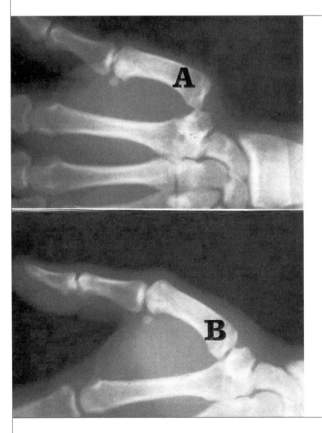

Figura 3.1.
Luxación TM,
antes de la
reducción (A) y
después de ella
(B)

En nuestra serie, sólo en un paciente con luxación dorsoradial cerrada se consideró insuficiente la estabilidad posreducción, colocándole una aguja transarticular introducida percutáneamente y manteniéndola 4 semanas, consiguiendo con ello un buen resultado. La fijación TM con una aguja la hemos practicado sistemáticamente en los casos de graves luxaciones TM abiertas, en las que no es posible colocar un yeso ajustado.

Con mucha menor frecuencia se producen luxaciones con desplazamiento volar del metacarpiano. Por la revisión de la literatura (García-Elías [10]) con frecuencia el diagnóstico correcto no se efectuó hasta después de varias semanas, lo que obligó a su reducción quirúrgica y al empleo de una ligamentoplastia tipo Eaton-Littler (8) con una bandeleta del tendón del palmar mayor (fig. 3.2), procedimiento que hemos utilizado en nuestros dos casos de inestabilidad

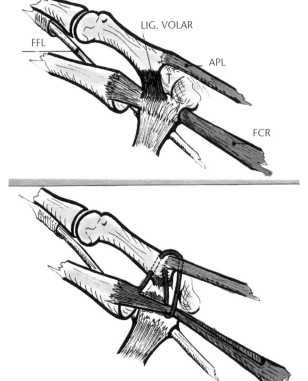

Figura 3.2.
Técnica de
Eaton-Littler.

crónica, con mejoría de la estabilidad pero comprobando una limitación parcial de la movilidad de la TM. En los casos inveterados, con presencia de artrosis significativa, la artrodesis TM sigue siendo nuestra técnica de elección.

ARTICULACIÓN METACARPOFALÁNGICA DEL PULGAR

Tipos de lesiones. Pueden distinguirse los siguientes tipos:

1. **Lesiones del ligamento colateral cubital** (LCCu). Se producen por una inclinación radial forzada. La rotura o desinserción suele ocurrir en su extremo distal. Como describió Stener (14), cuando la articulación MF se flexiona, la aponeurosis del aductor se desplaza distalmente. Si la desviación radial se produce en esta posición, el LCCu roto se desplaza y, al volver a extenderse la MF, queda situado por encima de dicha aponeurosis, en una posición irreductible ortopédicamente. Es una lesión muy frecuente en las caídas de esquí, por lo que de forma coloquial se denomina "pulgar del esquiador", reservando el término *gameskeeper´s thumb* para las lesiones crónicas por microtraumatismos repetidos (Campbell [8]).

   Es muy frecuente que la lesión sea en forma de fractura por arrancamiento de un fragmento de la zona de la base de la falange en la que se inserta el LCCu. La rotura del LCCu en su zona media es rara, y no hemos visto en ningún paciente su rotura proximal.

2. **Lesiones del ligamento colateral radial** (LCRa). Producidas por una inclinación cubital forzada, son mucho menos frecuentes y de menor trascendencia, sin que exista una lesión equivalente a la de Stener por la disposición anatómica diferente de la aponeurosis del abductor corto. También pueden presentarse en forma de arrancamiento distal con un fragmento óseo.

3. **Lesiones por hiperextensión**. Según el grado de la hiperextensión, se irán rompiendo sucesivamente el ligamento palmar proximal, el colateral accesorio y el propio colateral, cuya rotura completa permite que la base de la falange permanezca en posición dorsal respecto a la cabeza del metacarpiano (fig. 3.3). La luxación

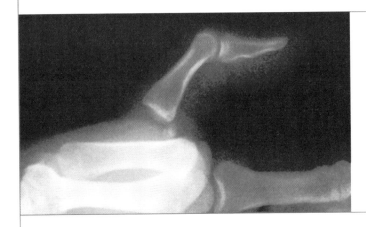

Figura 3.3.
Luxación MF
dorsal del
pulgar.

MF anterior es mucho más rara que la dorsal, y es producida por un impacto sobre el dorso del pulgar estando la MF flexionada.

Diagnóstico. Comprende la exploración clínica y el diagnóstico por la imagen:

a) **Diagnóstico clínico.** La articulación MF se presenta hinchada y dolorosa, sobre todo en el lado lesionado. La estabilidad lateral debe explorarse en una posición de 25° de flexión, posición en la que los LC están en tensión, por lo que la presencia de una inestabilidad presupone su lesión.

b) **Diagnóstico por la imagen.** La radiografía simple pondrá de manifiesto la existencia de un fragmento óseo avulsionado con el LC, así como su tamaño y grado de desplazamiento (fig. 3.4). Cuando no existe fragmento óseo, puede hacerse visible la lesión mediante la desviación forzada pasiva (radiografías "forzadas" o en "estrés", fig. 3.5), maniobra que no debe hacerse bajo anestesia ni forzando el bostezo de una forma exagerada, para evitar convertir una lesión parcial en total, o una rotura del LCCu simple en una lesión tipo Stener.

En épocas anteriores utilizamos con frecuencia la artrografía. La determinación de la presencia de una lesión tipo Stener era muy aleatoria, lo que, unido al hecho de ser una técnica "invasiva", hizo que su empleo fuera cayendo en desuso, aunque en los últimos años ha

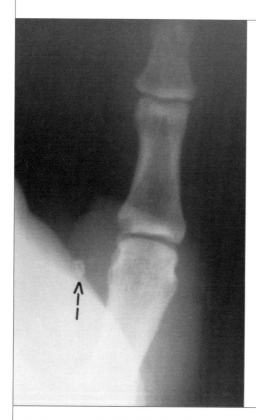

Figura 3.4. Avulsión del LCCu del pulgar (MF) con fragmento óseo desplazado.

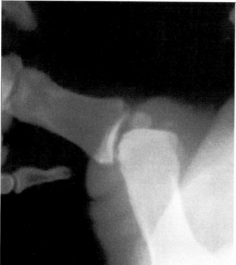

Figura 3.5. Bostezo de la MF del pulgar por lesión del LCCu.

vuelto a ser empleada para hacer una RM tras la inyección del contraste. Con el instrumental adecuado y experiencia, puede llegar a
valorarse con relativa precisión la presencia de una lesión tipo Stener
(Ahn [1]). Incluso sin contraste, un RM de calidad delimita con clari-
dad el LCu y la aponeurosis del aductor (fig. 3.6).

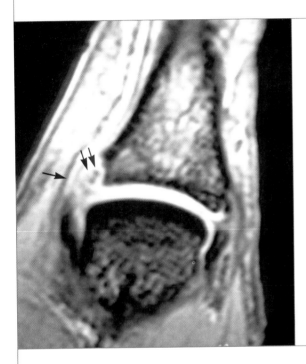

Figura 3.6. RM en
un caso de rotura
del LCCu (↑↑),
cubierto por la
aponeurosis del
aductor (↑).

Otra alternativa diagnóstica es la artroscopia. Ryu (11) defiende que
con ella no sólo puede diagnosticarse la presencia de una lesión tipo
Stener, sino también que, con la ayuda de un pequeño gancho, el
LCCu situado previamente por encima de la aponeurosis del aductor
puede volver a su ubicación normal.

Tratamiento. Nuestro criterio actual es el siguiente:

• En las lesiones parciales o esguinces inmovilizaremos la articulación durante 2 a 3 semanas, dependiendo de la respuesta clínica
  y de la laxitud articular del paciente.

- Las lesiones completas del LCRa las tratamos ortopédicamente, inmovilizando la MF durante 3 semanas.

- En las lesiones del LCCu con un pequeño fragmento óseo (inferior al 20% de la superficie articular) no desplazado o mínimamente desplazado, optamos por la simple inmovilización durante un mes. Cuando exista un fragmento óseo muy desplazado, o sea presumible su avulsión pura, en base a la información de la RM o de artro-RM, creemos que no debe dudarse en indicar la cirugía, técnicamente sencilla y que garantiza una excelente recuperación funcional.

En los casos en que persista un muñón ligamentoso distal de suficiente tamaño se procederá a la sutura entre los extremos del ligamento roto (figs. 3.7 y 3.8). Cuando se trata de una avulsión distal, actualmente se ve facilitada su reinserción mediante el empleo de un arpón intraóseo. Cuando el arrancamiento incluye un fragmento óseo, éste es extirpado previamente a la reinserción ósea cuando es inferior a una sexta parte de la superficie articular. Cuando su mayor tamaño lo haga posible, preferimos reducirlo y fijarlo con una aguja de Kirschner.

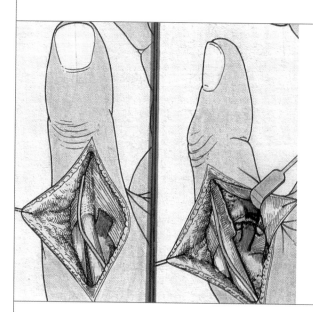

Figura 3.7.
Esquema de la lesión tipo Stener, antes y después de la sección de la aponeurosis del músculo aductor.

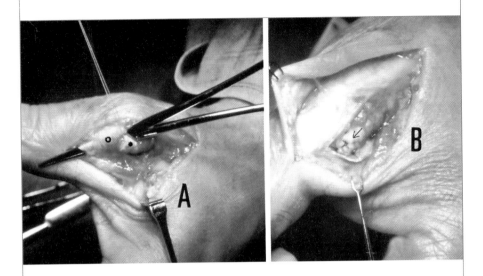

Figura 3.8. Lesión tipo Stener. A: aponeurosis del aductor (o) y LCCu (·)
B: sutura de los extremos del LCCu.

En todos los pacientes recomendamos la utilización (al menos durante 1 mes) de un vendaje protector del pulgar al reincorporarse a la actividad deportiva.

En las lesiones por hiperextensión de la MF con rotura de la placa palmar inmovilizamos la articulación MF en flexión de 15° durante 3 semanas. En las luxaciones dorsales completas, la reducción se hará haciendo resbalar la falange luxada sobre la cabeza del metacarpiano, evitando la simple tracción. Sólo si se fracasa, se realizará a continuación quirúrgicamente, con posterior inmovilización durante 3 semanas. Es ésta una circunstancia rara, y en la inmensa mayoría de los casos es posible una cuidadosa reducción por manipulación. En las luxaciones MF palmares, la interposición de partes blandas, básicamente del aparato extensor, obliga con frecuencia a su reducción abierta (Sartorius [12]).

En cuanto a las **inestabilidades crónicas de la MF** debidas a una lesión diagnosticada y/o tratada incorrectamente, la indicación quirúrgica estará en función del estado de la articulación y de las necesidades del paciente. Así, la presencia de artrosis importante exigirá la realización de una artrodesis. Si ésta no existe o es inicial, nos inclinamos habitualmente por una plastia sustitutiva con el tendón extensor corto.

ARTICULACIONES MF DE LOS DEDOS LARGOS

La rotura de un ligamento colateral aisladamente a este nivel puede producirse en forma de avulsión pura o con un fragmento óseo, ya sea a nivel de la cabeza del metacarpiano o más frecuentemente del área de inserción en la base de la falange proximal. La presencia de este fragmento permite su diagnóstico con la radiografía simple. La visualización de los LC es nítida en una RM de calidad, por lo que posiblemente, en el futuro inmediato, un simple corte coronal sea suficiente para su exacto diagnóstico en las roturas puras del LC. En la mayoría de los casos es suficiente una inmovilización de 3 semanas para conseguir un buen resultado funcional, incluso si el fragmento óseo no llega a consolidar. La actuación quirúrgica se limita a las lesiones del LC radial de la MF del meñique para evitar la abducción permanente de éste. La utilización de un arpón intraóseo ha simplificado dicha técnica.

En cuanto a las luxaciones completas a este nivel, generalmente el dedo se desplaza en sentido dorsal, protruyendo la cabeza del metacarpiano en la superficie cutánea volar. Kaplan (10) describió dicha lesión en el dedo índice, señalando cómo dicha cabeza se introducía por un ojal, formado por los tendones flexores por un lado y el músculo lumbrical por el otro. En las luxaciones completas complejas, la interposición de la placa volar entre la cabeza del metacarpiano y la base de la falange obliga a tener que realizar una reducción abierta. El intento de reducción por manipulación sólo tiene éxito en las luxaciones simples, en las que la placa palmar, unida a la base de la falange proximal, no ha llegado a quedar atrapada entre ambos huesos pese a la aparatosa hiperextensión de dicha falange.

ARTICULACIONES INTERFALÁNGICAS PROXIMALES

A este nivel pueden diferenciarse cinco tipos de lesiones:

I. **Luxación dorsal**. Permitida por el arrancamiento de la placa palmar y la rotura de los LCA, no implica la rotura de los LC (fig. 3.9), lo que va a permitir habitualmente su reducción por mani-

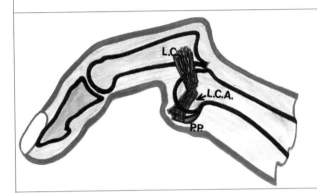

Figura 3.9. Luxación IFP dorsal.

pulación tanto en las luxaciones aisladas como en las raras ocasiones en las que se produce una luxación simultánea a nivel de la IFP e IFD (fig. 3.10), y a otorgar una estabilidad posreducción, por lo que nos limitamos a la simple inmovilización digital durante 3 semanas.

II. **Luxación lateral**. Se produce por un movimiento forzado de inclinación cubital o radial, con rotura del LC y el LCA (fig. 3.11). En los casos recientes es suficiente la inmovilización del dedo durante 3 semanas tras la reducción.

III. **Luxación palmar**. De presentación excepcional (fig. 3.12), supone la lesión de la banda medial extensora, con el riesgo potencial de una deformidad residual tipo "dedo en ojal", lo que ha llevado a autores como Spinner (13) a recomendar el uso de la cirugía sistemática. Otros autores, entre los que me incluyo, optan por la reducción por manipulación en las lesiones recientes. Si se obtiene, incluso existiendo un pequeño fragmento

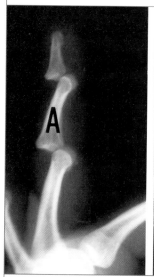
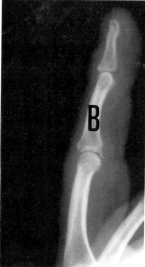

Figura 3.10.
Luxación dorsal IFP e IFD, antes (A) y después (B) de la reducción.

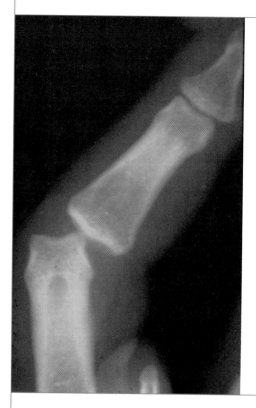

Figura 3.11.
Luxación lateral IFP.

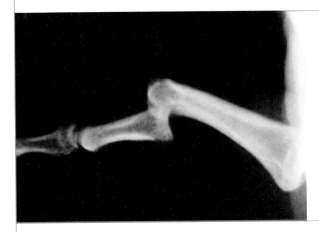

Figura 3.12.
Luxación
palmar IFP.

óseo dorsal, procedemos a la inmovilización durante 4 semanas, manteniendo la IFP extendida. Sólo si no se consigue la reducción, o en los casos no tratados inicialmente, recurrimos a la intervención, reparando la banda medial extensora, que puede reinsertarse con un pequeño arpón o tornillo intraóseo.

IV. **Luxación rotatoria.** En la que la cabeza de la falange proximal se luxa entre la banda medial y la lateral del aparato extensor, quedando esta última situada por debajo del cuello de la falange (fig. 3.13), lo que hace muy difícil su reducción por manipu-

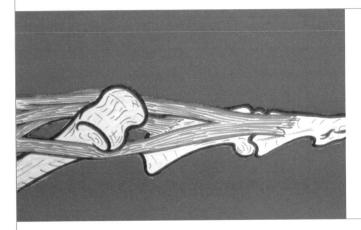

Figura 3.13.
Esquema de
la luxación
rotatoria IFP.

lación. Por el contrario, la reducción abierta es muy sencilla, bastando desencajar la bandeleta lateral extensora y reparar el ligamento colateral (fig. 3.14).

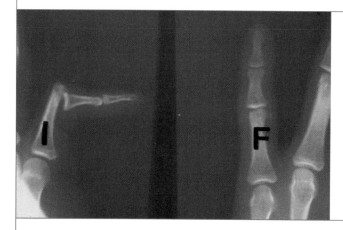

Figura 3.14.
Luxación
rotatoria IFP
antes (i) y
después(f) de
la reducción.

V. **Luxación mixta.** Cuando actúan mecanismos de alta energía, la luxación en sentido dorsal se acompaña de un desplazamiento lateral, lo que provoca la lesión de los ligamentos colaterales y de la placa palmar. Aunque es posible conseguir su reducción por manipulación (figs. 3.15, 3.16), debe ir seguida de una es-

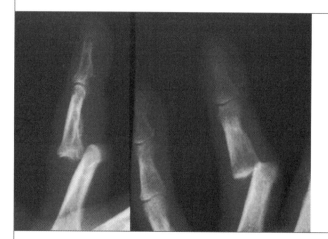

Figura 3.15.
Luxación IFP mixta.

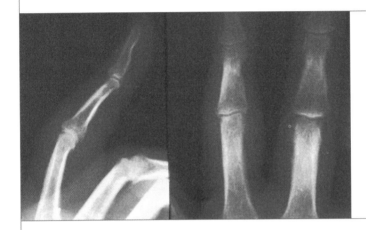

Figura 3.16.
Radiografía
de la misma
tras su
reducción.

tricta inmovilización. Si se considera necesario, por la inestabilidad de la IFP afectada tras la reducción, se fijará con una aguja de Kirschner, colocada percutáneamente, en torno a 1 mes.

ARTICULACIONES IFD E IF DEL PULGAR

La luxación de la falange distal puede ser dorsal, lesión habitualmente cerrada, o lateral, lesión generalmente abierta, ya que la piel a este nivel tiene una escasa capacidad de deslizamiento. La reducción por manipulación se consigue en la gran mayoría de los casos con buena estabilidad tras la misma, siendo suficiente una inmovilización de 3 semanas. En los dedos largos, sólo excepcionalmente es necesaria la reducción abierta por la interposición de alguna estructura, generalmente el flexor profundo.

En el caso de la IF del pulgar se ha descrito la interposición de la placa volar, de un fragmento óseo y del tendón flexor largo, eventualidad esta última que se presenta en las luxaciones abiertas con gran desplazamiento. Es necesario en estos casos evitar la lesión del nervio colateral correspondiente, desplazado muy superficialmente. Si la estabilidad posreducción es dudosa, se colocará una fina aguja de Kirschner transarticular, que se mantendrá durante 3 semanas.

■ Bibliografía

1. Ahn J, Sartoris D, Kang H, Botte M, Trudell D, Haghighi, Resnik D. "Gamekeeper Thumb: comparison of MR Arthrography with conventional arthrography and MR imaging in cadavers". *Radiology* 1998; 206: 737-744.

2. Allieu Y, Desbonnet P."Luxations carpo-metacarpiennes". *Encycl Méd Chir Appar Locom* 1988; 14046, D, París.

3. Bettinger P, Linscheid R, Berger R, Cooney W, AnK. "An anatomic study of the stabilizing ligaments of the trapezium and trapezio-metacarpal joint". *J Hand Surg* 1999; 24 A, 786-798.

4. Bunnell S. *Surgery of the Hand.* 5ª ed. J. B. Lippincot, Filadelfia, 1970.

5. Brunelli G, Monini L, Brunelli F. "Stabilization of the trapezio-metacarpal joint". *J Hand Surg* 1989; 14 B, 2: 209-212.

6. Campbell C. "Gamekeeper´s Thumb". *J Bone Joint Surg* 1955; 37 B: 148-149.

7. Connell D, Pike J, Koulouris G, Wettering N, Hoy G. "MR imaging of thumb carpometacarpal joint ligament injuries". *J Hand Surg* 2004; 29 B, 1:46-54.

8. Eaton R, Littler JW. "Ligament reconstruction for the painful thumb carpometacarpal joint". *J Bone Joint Surg* 1973; 55 A: 1655-66.

9. García-Elías M, Rodríguez J, Aramburo F. "Ulnar dislocation of the trapezio-metacarpal joint: a case report". *J Hand Surg* 1998; 23 A: 612-616.

10. Kaplan E. "Dorsal dislocation of the metacarpo-phalangeal joint of the index finger". *J Bone Joint Surg* 1957; 39 A: 1081-1086.

11. Ryu J, Fagan R. *Arthroscopic treatment of acute Gamekeeper´s Thumb.* 46th Annual Meeting ASSH, Orlando, 1991.

12. Sartorius C, Darmon C, Robert O, Gardes J, Teissier J. "Luxation palmar irréductible de la métacarpo-phalangienne du pouce par accident de ski". *Ann Chir Main* 1991; 5: 458-462.

13. Spinner M, Choi B. "Anterior dislocation of the proximal inter-phalangeal joint. A cause of rupture of the central slip of the extensor mechanism". *J Bone Joint Surg* 1970; 52A: 1329-1336.

14. Stener B. "Displacement of the ruptured ulnar collateral ligament of the metacarpo-phalangeal joint of the thumb". *J Bone Joint Surg* 1962; 44 B: 869-879.

15. Strauch R, Berhman M, Rosenwaser M. "Acute dislocation of the carpometacarpal joint of the thumb: an anatomic and cadaver study". *J Hand Surg* 1994; 19 A: 93-98.

16. Zancolli E. *Structural and Dynamic Bases of Hand Surgery.* 2ª ed. J. B. Lippincot, Filadelfia, 1979.

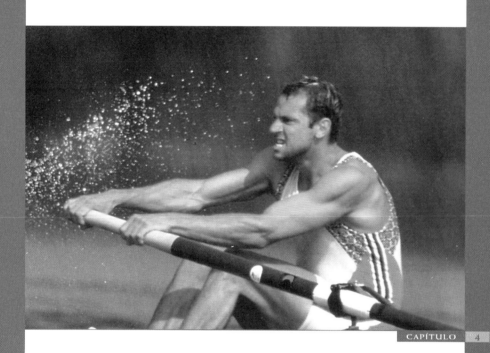

CAPÍTULO 4

Lesiones de los tendones de la muñeca

Las lesiones de los tendones o **tendinopatías**, de frecuente presentación en los practicantes de la mayoría de deportes, son lesiones de carácter crónico por sobreuso del tendón afectado. Aunque son denominadas con frecuencia con el término de **tendinitis**, realmente no existe un proceso inflamatorio sino degenerativo (Mafulli [9]), por lo que sería más apropiado emplear el término de **tendinosis**. De una forma práctica, podemos diferenciar tres tipos:

- Grupo I. Son las tendinopatías localizadas a nivel de una corredera anatómica.

- Grupo II. Son las tendinopatías de inserción.

- Grupo III. Son las tendinopatías de músculos supernumerarios.

Dentro del grupo I, la más frecuente y conocida es la *tendinitis tipo DeQuervain*, descrita por dicho autor en Berna en 1895, que afecta los tendones del abductor largo (APL) y el extensor corto del pulgar (EPB), en el interior de la primera corredera, como previa y acertadamente reflejó Paul Tillaux en 1880 en su *Tratado de anatomía topográfica*. Se caracteriza por el dolor que se produce a este nivel mediante la maniobra descrita en 1930 por Finkelstein, flexionando la articulación metacarpofalángica del pulgar, manteniéndolo en pronación y desviación cubital. Esta exploración permite además hacer el diagnóstico diferencial con la tendinopatía de inserción (entesitis) del supinador largo a nivel de la zona inferoexterna de la estiloides radial, entidad en la cual el dolor no se modifica al movilizar el pulgar. La ecografía (fig. 4.1) y la RM nos servirán para confirmar el diagnóstico en los casos de dudosa etiología.

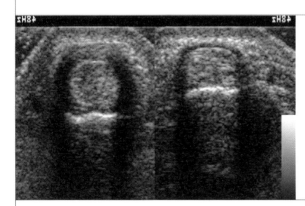

Figura 4.1. Ecografía en un caso de tendinitis tipo DeQuervain (cortesía del Dr. R. Balius).

Las variantes anatómicas a nivel de la primera corredera son múltiples, ya que en ocasiones los dos tendones se deslizan por una corredera común, mientras que en otros casos cada uno tiene su propia corredera. Por su parte, el músculo APL presenta generalmente varias bandeletas tendinosas de diferente tamaño. Esta disposición anatómica dificulta la eficacia de la infiltración local, que tiene además el inconveniente de provocar con facilidad un área cutánea blanquecina, especialmente en mujeres con escaso tejido celular subcutáneo. En los casos inveterados está justificada la cirugía, que personalmente realizo con una amplia vía de acceso que permita la apertura y exéresis del techo de la(s) corredera(s) en toda su longitud (fig. 4.2). Debe conservarse el resto de la corredera para evitar la

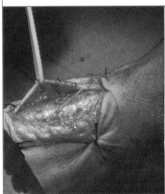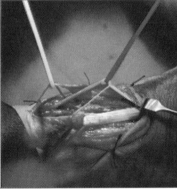

Figura 4.2.
Tendinitis de
DeQuervain:
liberación del
APL y el EPB,
previa
disección del
n. radial.

subluxación tendinosa tras la cirugía. En pacientes jóvenes con una gran laxitud puede recurrirse a la técnica de Littler (8), quien deja en situación subcutánea el tendón del EPB, utilizando su corredera para ampliar la correspondiente al APL. La principal complicación que hay que evitar durante el acto quirúrgico es la sección de los ramos sensitivos del nervio radial, que puede provocar la aparición de un neuroma de difícil resolución.

Las tendinitis de los tendones de los músculos extensores de los dedos son de muy rara presentación si no existen causas predisponentes. Así, la afectación del tendón del músculo extensor largo del pulgar (EPL) se presenta habitualmente en pacientes con una fractura previa del extremo distal del radio. La estenosis de su corredera y la isquemia que sufre el tendón en la zona próxima al tubérculo de Lister facilitarían su rotura. Su presentación sin dicha fractura previa es rara (sólo la he visto en 3 pacientes). En mi experiencia, el paciente acude cuando el tendón ya se ha roto, y su tratamiento paliativo consiste en la transposición del tendón del extensor propio del índice, que proporciona una recuperación aceptable de la extensión de la falange distal del pulgar, sin secuelas apreciables en la extensión del dedo índice. En deportistas de edad avanzada y sin grandes exigencias, es aceptable renunciar a la cirugía paliativa (Dawson, [4]) por la escasa repercusión funcional.

Las tendinitis de los extensores de los dedos largos en el dorso de la muñeca son excepcionales, y casi siempre se deben a anomalías congénitas, ya sea de un músculo supernumerario (básicamente el extensor propio del dedo medio), o por un vientre muscular anormal en un tendón como el del extensor propio del índice. Su exéresis quirúrgica es sencilla y resolutiva.

La tendinitis del tendón del músculo cubital posterior (ECU, *extensor carpi ulnaris*) se presenta básicamente a nivel de su propia corredera osteofibrosa, que ya fue descrita en 1840 por Bourgery en su excelente *tratado de anatomía*. En la fase aguda se produce un derrame o infiltrado de líquido peritendinoso, detectable clínicamente por la crepitación que provoca y claramente visible en la RM (fig. 4.3) en forma de halo de alta intensidad rodeando el tendón, el cual tiene un aspecto más oscuro por originar una señal de baja intensidad.

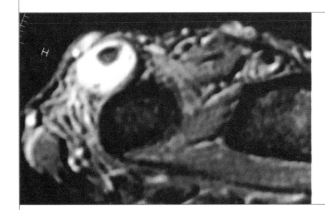

Figura 4.3. RM de una sinovitis del ECU.

Cuando el tratamiento"conservador" (férula, infiltración local...) fracase, se recurrirá a la limpieza quirúrgica, con un agrandamiento de la corredera que facilite el deslizamiento del tendón pero sin permitir su luxación (Hajj [7]).

Las roturas degenerativas del tendón del ECU en pacientes sin artritis reumatoide asociada son muy escasas. Sólo he tenido ocasión de operar a una paciente, realizando un injerto sustitutivo del segmento lesionado mediante el tendón del palmar menor, como propuso Moran (10), quien aplicó esta técnica en dos pacientes.

Ante un cuadro de dolor en esta zona, debe hacerse siempre el diagnóstico diferencial con la subluxación del tendón del ECU, por rotura de la sexta corredera. Sólo la observación del desplazamiento anómalo del tendón en el movimiento de pronosupinación permite sospechar su presencia. La reparación quirúrgica de la corredera permitió obtener un buen resultado en el único paciente que he tenido necesidad de operar.

La tendinitis del tendón del músculo cubital anterior (FCU, *flexor carpi ulnaris*) es muy frecuente en deportes como el golf, y en los casos inveterados aparecen en las radiografías calcificaciones en el mismo, en la vecindad de su inserción en el pisiforme. En deportistas de edad avanzada debe hacerse el diagnóstico diferencial con la artrosis piramidopisiforme. La eficacia del tratamiento conservador (férula y AINE) es muy variable. Sólo se recurrirá a la cirugía en casos extremos, ya que ninguna técnica (sinovectomía, alargamiento tendinoso...) obtiene resultados predecibles. La exéresis subperióstica del pisiforme nos ha proporcionado alivio del dolor previo, pero con pérdida de fuerza.

La tendinitis del tendón del músculo palmar mayor (FCR) se diagnostica con poca frecuencia, posiblemente debido a que el área afectada se localiza en la corredera carpiana situada a nivel del tubérculo del escafoides y sobre todo del trapecio, antes de su inserción en la base del segundo metacarpiano. La hinchazón localizada puede ser visible a nivel proximal a la corredera, cuando se desarrolla un ganglión sobre el tendón, cuya exéresis puede llegar a ser necesaria (figs. 4.4a y 4.4b), asociando la apertura de la corredera del tendón y extirpando cualquier osteófito que pudiese existir. En los casos recientes, una infiltración local puede ser suficiente para resolver el caso.

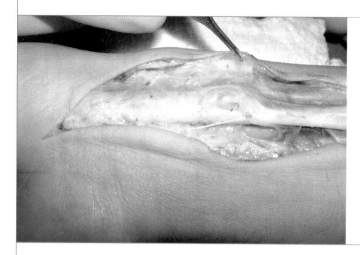

Figura 4.4a.
Ganglión a
nivel del FCR.

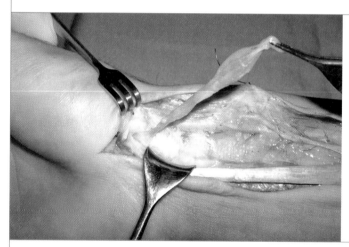

Figura 4.4b.
Exéresis del
gangllón.

La rotura espontánea del tendón del FCR en pacientes sin reuma es una eventualidad muy infrecuente pero posible, y es debida al roce continuado con una espícula ósea a nivel de la articulación triesca-foidea. Tonkin (12) refiere 3 casos en pacientes previamente infiltrados y posteriormente operados de un síndrome del túnel carpiano, lo que sugiere la importancia que puede tener la sección del ligamento anular en el recorrido y en la tensión a la que se somete el tendón.

Una frecuente tendinitis de inserción es el denominado *carpal boss*, consistente en un osteófito que se desarrolla en la inserción de cualquiera de los tendones de los músculos extensores de la muñeca (ECRB y ECRL), siendo visible en la TC helicoidal su localización y tamaño exactos (fig. 4.5a). Su presentación y repercusión clínica son más importantes en deportistas que necesitan hacer un movimiento de hiperextensión de la muñeca, por ejemplo, los lanzadores de peso. En caso necesario, se procederá a la exéresis del osteófito (fig. 4.5b), que deberá ser generosa en cuanto a profundidad. Aunque algún autor ha recomendado asociar la artrodesis carpometacarpiana de la articulación correspondiente, no la creo necesaria.

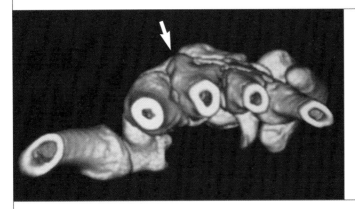

Figura 4.5a.
Carpal boss.

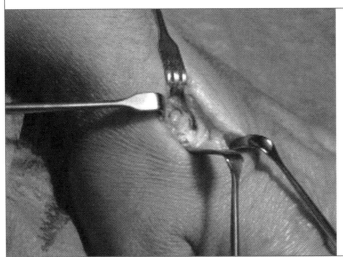

Figura 4.5b.
Resección quirúrgica.

En cuanto a las tendinopatías que se presentan en tendones de músculos supernumerarios, la más frecuente es la del denominado extensor corto de los dedos (EBDM), equivalente al músculo pedio del pie. En los casos que yo he operado he realizado la extirpación tanto de la masa muscular como del tendón, así como la del ganglión que ocasionalmente se presenta en el mismo (fig. 4.6). Sólo se conservará el músculo si carece del extensor propio del índice.

SÍNDROME DE INTERSECCIÓN

El síndrome de intersección (término introducido por Dobyns [5]) consiste en un proceso inflamatorio localizado en el área donde se

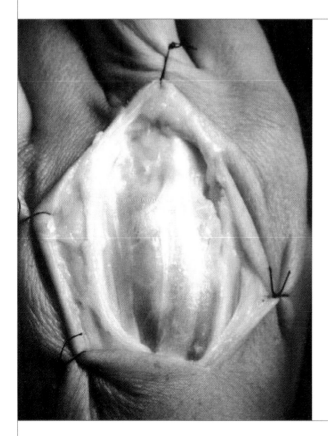

Figura 4.6.
Ganglión en el
músculo EDBM.

cruzan los tendones del primer compartimiento extensor (abductor largo y extensor corto del pulgar) con los tendones del segundo compartimiento (primero y segundo radiales) (fig. 4.7). Clínicamente se caracteriza por dolor local a unos 3 cm proximalmente al tubérculo de Lister, edema peritendinoso y, en los casos más graves, crepitación a este nivel con los movimientos activos y pasivos de dichos tendones. Wood (13) ha señalado la presencia en este punto de

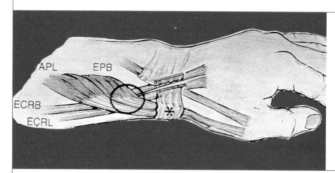

Figura 4.7. Síndrome de intersección (0), localizado proximalmente respecto a la tendinitis tipo DeQuervain (*).

intersección de una bursa, cuya inflamación sería la causa del cuadro clínico. Actualmente, la RM permite confirmar el diagnóstico clínico, al visualizarse (preferentemente en los cortes axiales) la presencia de líquido a este nivel (Costa [3]).

En los casos en los que fracasa el tratamiento conservador, la cirugía recomendada es asociar la extirpación del tejido inflamatorio local con la apertura (al menos parcial) del techo del segundo compartimiento.

SÍNDROMES COMPARTIMENTALES

Se presentan como consecuencia de un esfuerzo mantenido. La contracción muscular produce un aumento de la presión en el interior del compartimiento muscular afectado, disminuyendo la perfusión capilar, causando dolor y pérdida de fuerza progresiva. Su presentación a nivel de los músculos intrínsecos de la mano es excepcional. Es más frecuente a nivel de la masa muscular de los flexores de los dedos, en ocasiones de forma bilateral, y menos frecuente en el compartimiento dorsal extensor. El diagnóstico es esencialmente clínico, y sólo es posible confirmarlo mediante la medición de la presión intracompartimental inmediatamente tras realizar el esfuerzo.

En los casos más graves y en deportistas profesionales (motociclismo, remo), sólo la apertura quirúrgica de toda la fascia del compartimiento afectado permite la resolución del cuadro, afortunadamente de forma constante, completa y definitiva.

■ Bibliografía

1. Bishop A, Gabel G, Carmichael S. "Flexor carpi radialis tendonitis". *J Bone Joint Surg* 1994; 76A: 1009-1014.

2. Clarke M, Lyall H, Grant J, Matthewson M. "The Histopathology of the DeQuervain´s Disease". *J Hand Surg* 1998; 23B: 732-734.

3. Costa CR, Morrison W, Carrino J. "MRI features of intersection syndrome of the forearm". *Am J Radiology* 2003; 181: 1245-1249.

4. Dawson W. "Sports-induced spontaneous rupture of the extensor pollicis longus tendon". *J Hand Surg* 1992; 17A: 457-458.

5. Dobyns J, Sim F, Linscheid R. "Sports stress syndromes of the hand and wrist". *Am J Sports Med* 1978, 6, 246-253.

6. Grundberg A, Reagan D. "Pathologic anatomy of the forearm: Intersection syndrome". *J Hand Surg* 1985; 10A: 299-302.

7. Hajj A, Wood M. "Stenosing tenosynovitis of the extensor carpi ulnaris". *J Hand Surg* 1986; 11A: 519-520.

8. Littler JW, Freedman D, Malerich M. "Compartment reconstruction for DeQuervain disease". *J Hand Surg* 2002; 27B, 3:242-244.

9. Mafulli N, Khan K, Puddu G. "Overuse Tendon Conditions: time to change a confusing terminology". *Arthroscopy* 1998; 14, 8: 840-843.

10. Moran S, Ruby L. "Nonrheumatoid close rupture of extensor carpi ulnaris tendon". *J Hand Surg* 1992; 17A: 281-283.

11. Stern P. "Tendinitis, overuse syndromes, and tendon injuries". *Hand Clinics* 1990; 6 (3): 467-476.

12. Tonkin M, Stern H. "Spontaneous rupture of the flexor carpi radialis tendon". *J Hand Surg* 1991; 16B: 72-74.

13. Wood M, Linscheid R. "Abductor pollicis longus bursitis". *Clin Orthop* 1973; 93:293-296.

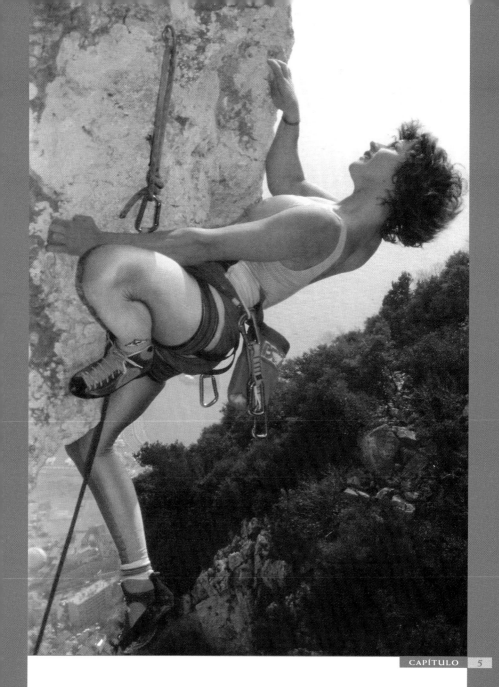

CAPÍTULO 5

Lesiones de los tendones flexores de los dedos

TIPOS DE LESIÓN

La mayoría de las lesiones de los tendones flexores se producen por sección directa de éstos por un objeto cortante, ya sea a nivel de la cara volar de los dedos o en la palma de la mano. Cuando el dedo lesionado se presenta en extensión y sin posibilidad de flexionarse, debe sospecharse una sección de ambos flexores. Si sólo está seccionado el flexor profundo, la imposibilidad de flexión se limita a la IFD. La sección aislada del flexor superficial no altera aparentemente la capacidad de flexionar el dedo, por lo que solamente se puede diagnosticar anulando la función del flexor profundo. Para ello, se mantienen los dedos vecinos en extensión pasiva y se observa si el paciente es capaz de flexionar la articulación interfalángica proximal del dedo afectado.

En las lesiones de origen deportivo es frecuente la avulsión o arrancamiento tendinoso, habiendo sido descrito en diversos deportes, con especial incidencia en practicantes de rugby, siendo denominado coloquialmente como "dedo del jersey" (*jersey finger*), ya que el mecanismo de producción es una brusca hiperextensión (generalmente del dedo anular) mientras se sujeta la camiseta del contrincante. Las avulsiones del tendón flexor profundo fueron divididas por Leddy (4) en tres tipos:

- En el tipo I se produce la desinserción pura del tendón, que se retrae hasta la palma de la mano, quedando privado de irrigación distal, lo que exige su reinserción lo antes posible.

- En el tipo II se avulsiona en forma pura o con un mínimo fragmento óseo, retrayéndose hasta el nivel de la IFP, pero conservándose los vínculos largos tendinosos a este nivel, lo que proporciona nutrición al tendón. Este hecho permite su reinserción durante un período de tiempo más largo que en el tipo I, aunque es igualmente aconsejable hacerlo lo antes posible.

- En el tipo III el diagnóstico es posible mediante una radiografía lateral del dedo, porque la avulsión incluye un fragmento óseo de la base de la falange distal (fig. 5.1), cuyo gran tamaño impide la retracción proximal del tendón, quedando retenido por la polea A4. Su tratamiento consiste en avanzar el fragmento óseo y fijarlo al resto de la falange distal, ya sea con agujas de Kirschner, un arpón intraóseo, un tornillo o hasta una miniplaca.

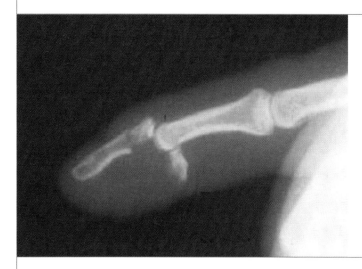

Figura 5.1.
Fractura por
avulsión del
flexor profundo.

Cuando no exista fragmento óseo, además de una exploración clínica meticulosa, es útil la ecografía y la RM, cuya actual definición muy mejorada permite observar la estructura anatómica de ambos flexores (fig. 5.2). Por su elevado coste, sólo se justifica en casos de duda sobre la necesidad de cirugía, resultando además muy útil para decidir el tipo de anestesia y la técnica quirúrgica a emplear. Especialmente valiosa resulta en las avulsiones del flexor largo del pulgar, mostrando la retracción del cabo proximal a nivel de la muñeca (fig. 5.3).

Las avulsiones del flexor superficial son excepcionales. Los 2 pacientes que he operado habían sido diagnosticados de "meñique en resorte", y sólo durante la operación se pudo detectar que había sido la avulsión y retracción del flexor superficial hasta la palma lo que di-

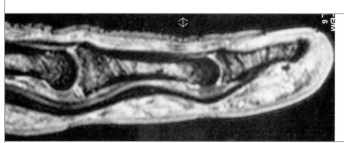

Figura 5.2.
Aspecto de los
tendones flexores
en la RM.

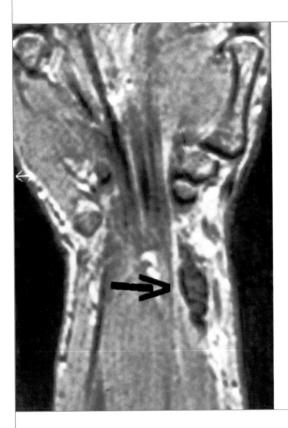

Figura 5.3. RM en avulsión del FPL, retraído a nivel de la muñeca.

ficultaba el deslizamiento del flexor profundo. La mayoría de los casos son poco o nada sintomáticos y no precisan cirugía paliativa.

En las lesiones por sobreuso, frecuentes en deportes como el remo, el windsurf o el golf, la lesión se manifiesta inicialmente por edema local, ocasionado por un aumento de la cantidad de líquido sinovial. Este cuadro de "sinovitis" cede con facilidad en los primeros episodios, pero cuando se repite y cronifica, se hace más rebelde al tratamiento conservador. Progresivamente el propio tendón va degenerando, llegando a desflecarse y adhiriéndose a la vaina tendinosa, que sufre un engrosamiento paulatino. Llega así a configurarse el denominado "dedo en resorte" o "dedo en gatillo", con dificultad para movilizar el dedo o dedos afectados, especialmente a primera hora de la mañana, cuando todavía el líquido sinovial no ejerce de forma adecuada su función de facilitar el deslizamiento tendinoso.

Aunque infrecuente, es posible un cuadro de tenosinovitis distal a nivel de la polea A3, con muy frecuente asociación de lesión a nivel de la polea A1, siendo necesario liberar el tendón flexor a ambos niveles. Rayan (7) publicó un estudio sobre 3 pacientes, uno de los cuales sólo presentaba la tenosinovitis a nivel de la polea A3. La práctica del deporte de bolos es una frecuente causa de esta lesión.

Otro tipo de patología a este nivel es la presentación de un pequeño quiste o ganglión que toma asiento en la propia vaina tendinosa, habitualmente en la proximidad de la articulación MF, doloroso al roce al empuñar cualquier objeto (raqueta, palo de golf...).

En deportistas de alto nivel que practican la escalada se presenta una lesión específica consistente en la rotura de la polea tendinosa A2 (Moutet, [6]), y con menor frecuencia de las poleas A3 y A4. El dolor y edema nos indican la zona afectada, pero para confirmar la lesión debe hacerse una RM, que permite ver cómo al flexionar el dedo afectado los tendones flexores se desplazan en sentido volar al fallar el soporte de la vaina (Hauger [1]). En lesiones iniciales y parciales se procederá a una inmovilización temporal durante 2 a 3 semanas, utilizando una ortesis digital circular de protección a nivel de la polea lesionada cuando se reinicia la actividad deportiva. En las lesiones crónicas y completas, con marcada incapacidad funcional, se recurrirá a la plastia de reconstrucción de la polea afectada con un injerto de palmar menor.

También es propia de este deporte la rotura de un músculo lumbrical (habitualmente el tercero), diagnosticable mediante ultrasonidos y ocasionada por la excesiva tensión que sobre el mismo se ejerce durante la sujeción a un orificio con un dedo de forma aislada y con extensión de las articulaciones IFP y MF, manteniendo los demás dedos flexionados (Schweizer [9]).

Tratamiento

En las secciones tendinosas por herida abierta es necesaria una intervención quirúrgica lo antes posible para suturar bajo anestesia regional, lo mismo que en el caso de las avulsiones tendinosas del flexor profundo, que debe ser reinsertado en la falange distal. Sus frecuentes complicaciones, en forma de adherencias (fig. 5.4A), de cicatrizaciones con elongación (fig. 5.4B) o de dehiscencias de la sutura (fig. 5.4C), hacen necesario que su reparación sea efectuada por cirujanos especializados.

Utilizadas inicialmente como primer tiempo de la cirugía reparadora de las lesiones de los tendones flexores, las prótesis sustitutivas de silicona han experimentado una gran mejoría en los últimos años (Hunter [2], fig. 5.5), llegando a ser suficientes para las actividades de personas con baja demanda funcional. En los pacientes jóvenes se sigue utilizando injertos de tendones del propio paciente, habitual-

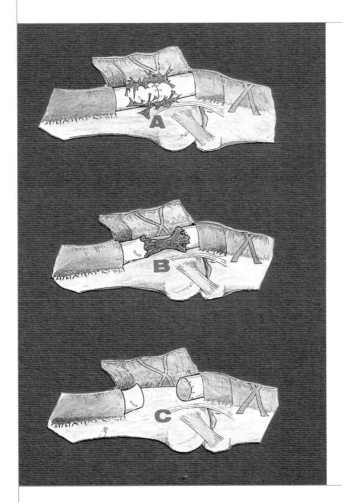

Figura 5.4.
Complicaciones de la sutura tendinosa: adherencias (A), elongación (B), dehiscencia de la sutura (C).

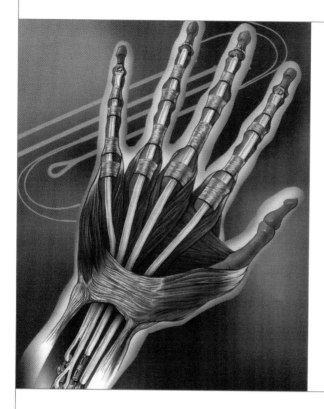

Figura 5.5. Esquema de la prótesis activa tendinosa tipo Hunter.

mente el tendón del músculo palmar menor. Es una cirugía compleja y de larga duración, frecuente en el ámbito de los accidentes laborales y afortunadamente escasa en el ámbito deportivo. Incluso en pacientes jóvenes siempre permanece como secuela una rigidez digital de grado variable.

En el "dedo en resorte" cabe la posibilidad de tratamiento mediante infiltración peritendinosa de un corticoide diluido en líquido anestésico. Creo que sólo tiene sentido hacerlo en casos recientes, ya que en los inveterados no resuelve el problema, por lo que prefiero la apertura y exéresis parcial de la polea A1 (fig. 5.6), seguida de la tenólisis de ambos flexores, o del FPL en el caso del pulgar.

En los gangliones de la vaina, la extirpación incluye el ganglión y el segmento de la vaina en el que se asienta (figs. 5.7 y 5.8), cirugía sencilla y resolutiva.

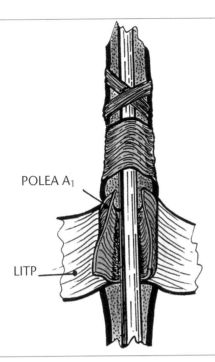

POLEA A₁

LITP

Figura 5.6. *Apertura de la polea A1 en un dedo en resorte.*

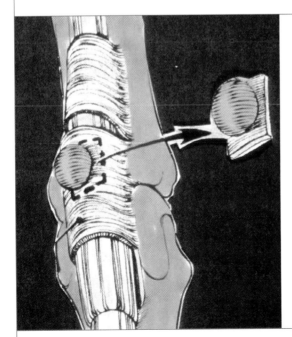

Figura 5.7. *Resección de un ganglión en la vaina tendinosa.*

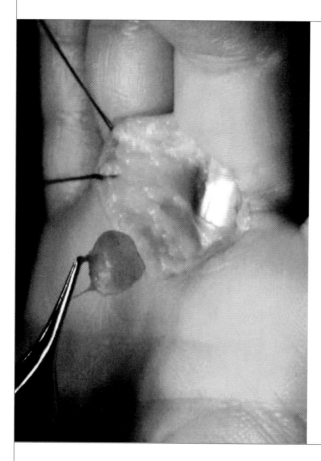

Figura 5.8. Fotografía de una operación.

Tanto la cirugía del dedo en resorte como la del ganglión de la vaina se realizan bajo anestesia regional y de forma ambulatoria, con un período de recuperación muy corto.

■ Bibliografía

1. Hauger O, Cheng C, Resnik D. "Pulley System in the Fingers". *Radiology* 2000; 217:201-212.

2. Hunter J. "Active tendon prosthesis: technique and clinical experience". En: Hunter (ed.). *Tendon Surgery in the Hand*. C. V. Mosby, 1986.

3. Irisarri C. "Tratamiento de las lesiones de los tendones flexores" En: *Actualizaciones SECOT 3*. Masson, Barcelona 2002, 133-141.

4. Leddy J, Packer J. "Avulsion of the profundus tendon insertion in athletes". *J Hand Surg* 1977; 2: 66-69.

5. Kumar S, James R. "Closed rupture of flexor profundus tendon in the palm". *J Hand Surg* 1985; 10 B: 193-194.

6. Moutet F, Guinard D, Gerard P. "Subcutaneous rupture of long finger flexor pulleys in rock climbers. 12 case reports". *Ann Chir Main* 1993; 12:182-188.

7. Rayan G. "Distal stenosing tenosynovitis. "*J Hand Surg* 1990; 15 A: 973-975.

8. Roos W, Zeeman R. "A flexor tendon rupture in the palm of the hand". *J Hand Surg* 16 A, 4:

9. Schweizer A. "Lumbrical tears in rock climbers". *J Hand Surg* 2003; 28 B, 2: 187-189.

10. Smith J. "Avulsion of the profundus tendon with simultaneous intra-articular fracture of the distal phalanx". *J Hand Surg* 1981; 6: 600.

11. Wenger D. "Avulsions of the profundus tendon insertion in football players". *Arch Surg* 1973; 106: 145.

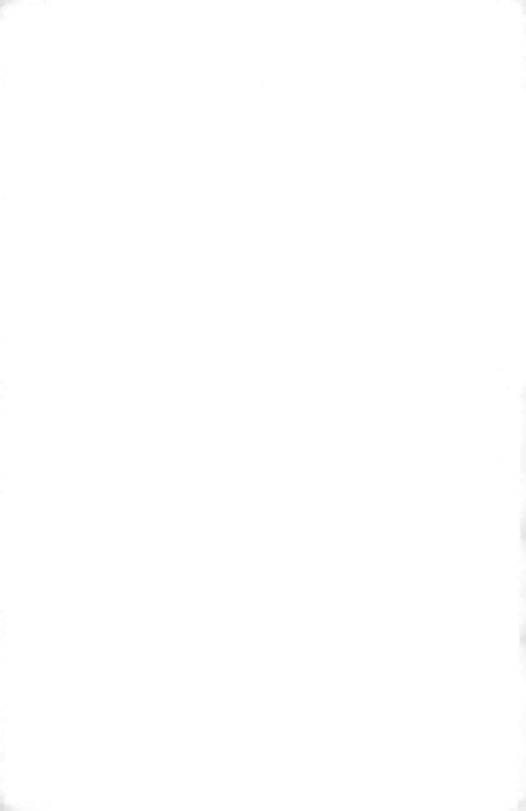

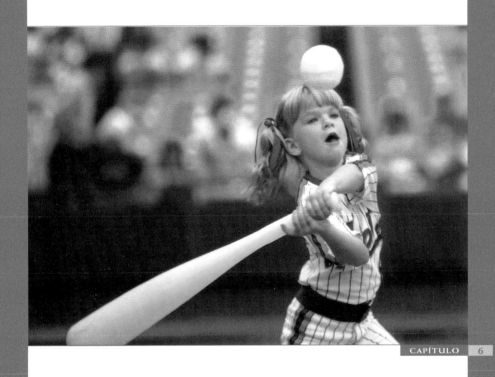

CAPÍTULO 6

Lesiones de los tendones extensores de los dedos

Las lesiones de los tendones extensores de los dedos son muy frecuentes en el ámbito de las lesiones deportivas. Su localización condiciona su tratamiento y pronóstico, siendo necesario tener un profundo conocimiento de su estructura anatómica y biomecánica, especialmente del denominado "aparato extensor" a nivel digital (fig. 6.1). En el presente capítulo iremos desglosando las lesiones más típicas y frecuentes.

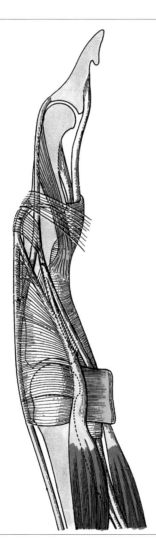

Figura 6.1*. Esquema (según Tubiana) del aparato extensor a nivel digital.*

DEDO EN MARTILLO

Con el término "dedo en martillo" se denomina la lesión del tendón extensor en su porción más distal o en su inserción ósea en la falange distal, lo que provoca la caída de la misma en flexión. Es debida a una flexión brusca de la articulación IFD, lesión que ocurre con especial frecuencia en el béisbol y el baloncesto. De forma esquemática (fig. 6.2), se puede dividir en cuatro tipos:

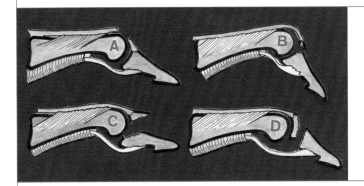

Figura 6.2. Clasificación del "dedo en martillo".

- **Tipo I**. La lesión se produce por la sección del tendón por un objeto cortante.

- **Tipo II**. Cuando se produce una rotura de la inserción tendinosa, sin lesión de la piel.

- **Tipo III**. El tendón avulsiona un fragmento óseo de la falange distal, generalmente de pequeño tamaño y con poca diastasis, si bien en algún caso es de mayor tamaño y se asocia con la subluxación de la IFD.

- **Tipo IV**. En los niños se presenta en forma de desprendimiento epifisario de la falange distal, y en el adulto, en forma de fractura de la falange distal con flexión del fragmento distal.

El tratamiento de las lesiones recientes con sección tendinosa por herida cortante será la sutura de los extremos del tendón, seguida por la inmovilización del dedo durante 3 semanas. En las roturas subcutáneas y en las avulsiones con un pequeño fragmento óseo, nuestra pauta es inmovilizar el dedo con una férula tipo Stack (fig. 6.3), que se mantendrá continuamente durante el primer mes, y durante otro mes más en los momentos en que exista riesgo de una flexión brusca de la IFD. Esta pauta también la seguimos en los raros casos de localización en el pulgar. El tratamiento quirúrgico sólo lo empleamos en los casos en los que se asocia la presencia de un fragmento óseo superior al 30% de la superficie articular de la falange distal y una subluxación de la IFD. La fijación del fragmento y de la articulación se mantiene con agujas de Kirschner.

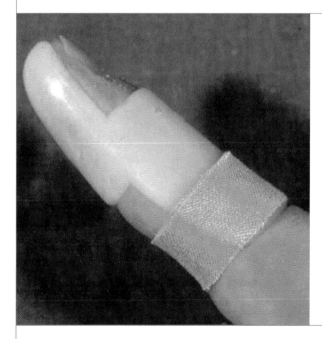

Figura 6.3. Férula tipo Stack.

En las lesiones antiguas debe valorarse el grado de incapacidad funcional que la deformidad comporta. Aunque es cierto que en algún caso una lesión inicial parcial con escaso déficit de extensión se va agravando de modo progresivo, habitualmente el trastorno es poco incapacitante, lo que explica que el paciente tarde varias semanas en acudir a la consulta. Afortunadamente, en el ámbito deportivo no existe la sinistrosis de renta tan propia del ámbito laboral, y debe evitarse la cirugía innecesaria, admitiendo un discreto déficit de extensión y recomendando el empleo sostenido de la férula de Stack hasta que hayan pasado 2 meses desde la lesión. En los pocos casos operados, la técnica de tenodermodesis nos parece la más simple, reservando la artrodesis IFD para los casos con grave afectación osteoarticular.

DEDO EN OJAL

Con el término "dedo en ojal" se denomina al estadio final de la lesión que se inicia por la sección o avulsión (del dorso de la falange media) de la banda medial del tendón extensor. Inicialmente (fig. 6.4a), y gracias a la acción de las bandeletas extensoras laterales, la articulación IFP todavía se extiende débilmente, pero al ir luxándose palmarmente dichas bandeletas de forma progresiva (por la distensión o rotura del ligamento triangular que las une), se instaura la deformidad *en boutonniere*, así llamada porque la cabeza de la falange proximal protruye a través del aparato extensor de forma similar a como lo hace un botón a través de un ojal. En la fase final, la excesiva tracción de las bandeletas laterales coloca la articulación IFD en hiperextensión (fig. 6.4B), agravando la incapacitación funcional.

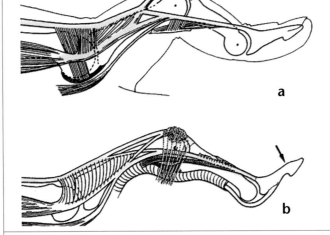

a

b

Figura 6.4a.
Fase inicial del
"dedo en ojal".
Figura 6.4b.
Fase final del
"dedo en ojal".

El tratamiento de las secciones tendinosas recientes es la sutura de los extremos tendinosos. La ventaja de la escasa retracción de los extremos tiene como contrapartida la delgadez de éstos, lo que dificulta la colocación de las suturas.

En las avulsiones cerradas puras inmovilizamos el dedo con una férula digital, que se mantendrá durante 4 a 6 semanas, dependiendo de la edad y laxitud del paciente. Cuando el tendón arranca un pequeño fragmento óseo, preferimos igualmente la inmovilización con férula. Si el fragmento es grande, y el cirujano experto, creemos preferible proceder a su reducción y fijación quirúrgica. Los modernos mini-tornillos y arpones intraóseos facilitan su ejecución, pero no impiden la inmovilización postoperatoria durante unas 3 semanas.

Las reparaciones quirúrgicas de las lesiones antiguas tienen una merecida mala fama, pues a sus dificultades técnicas se unen unos resultados a menudo decepcionantes, por lo que no es aconsejable una intervención que no sea indispensable desde el aspecto funcional. Si se hace, debe buscarse corregir simultáneamente el déficit de extensión de la IFP y de flexión de la IFD mediante una plastia del propio tendón extensor que ha cicatrizado elongado, o por medio de un injerto tendinoso. En ocasiones, la solución más sensata es limitarse a corregir la hiperextensión de la IFD (que es la más incapacitante) mediante la simple sección o tenotomía de las bandeletas laterales extensoras a nivel de la falange media (técnica de Fowler [4]).

DEDO EN "CUELLO DE CISNE"

Es una deformidad posicional digital que se caracteriza por la hiperextensión de la articulación IFP y la flexión de la IFD (fig. 6.5). Su etiología traumática incluye varias posibilidades:

- Una lesión tipo "dedo en martillo", no tratada y que evoluciona secundariamente hacia el "cuello de cisne", al concentrarse en la IFP la acción del aparato extensor, especialmente en pacientes que tienen una marcada laxitud articular (fig. 6.6).

- La rotura de la placa palmar interfalángica, que pierde su papel de freno de la extensión de la IFP (fig. 6.7).

- La sección o rotura del flexor superficial.

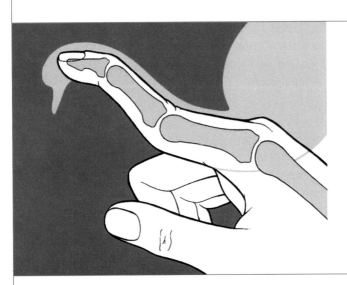

Figura 6.5.
Deformidad en
cuello de cisne.

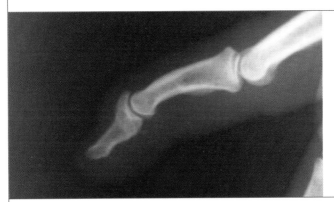

Figura 6.6.
Cuello de cisne
secundario a
lesión del
extensor en su
inserción distal.

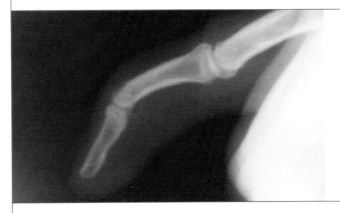

Figura 6.7.
Cuello de cisne
por lesión de la
placa palmar
de la IFP.

El tratamiento quirúrgico pretende reconstruir un elemento estabilizador que limite la hiperextensión de la IFP. Puede hacerse mediante tenodesis con una bandeleta del flexor superficial cuando su lesión no haya sido la causa, o mediante un injerto del palmar menor si no puede utilizarse el flexor superficial.

LESIONES A NIVEL METACARPOFALÁNGICO

A este nivel deben diferenciarse dos tipos de lesiones traumáticas:

1. Las roturas capsulares parciales, que evolucionan favorablemente con una inmovilización precoz, pero que tienen un peor pronóstico si por ausencia de tratamiento evolucionan con formación de una fístula entre la articulación y el tejido subcutáneo, que puede objetivarse mediante artrografía con líquido de contraste (Arai [1]).

2. Las luxaciones del propio tendón extensor ocasionadas por la rotura (en un traumatismo cerrado) o la sección (en una lesión abierta) de la banda sagital que lo estabiliza. Clínicamente se observa cómo al flexionar la articulación MF el tendón extensor se luxa hacia el espacio intermetacarpiano adyacente, generalmente hacia el lado cubital. En los casos recientes, la sutura del desgarro producido (figs. 6.8A y B) proporciona un excelente resultado. En los casos crónicos se asocia el refuerzo con la *juncturae tendinum* cubital, que se revierte y sutura en el lado radial (fig. 6.8C). Otra posibilidad técnica es la utilización de una bandeleta del propio tendón extensor, que se pasa alrededor del tendón lumbrical, suturándola sobre sí misma (fig. 6.8D).

LESIONES EN LA UNIÓN MUSCULOTENDINOSA

La rotura subcutánea de la unión musculotendinosa ha sido documentada en deportistas que han sufrido un estiramiento pasivo y brutal de forma aguda. Así sucedió en el paciente descrito por Loy (5), un joven gimnasta de 15 años en quien se combinó una fractu-

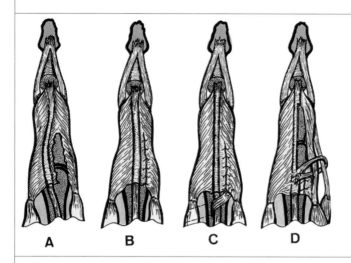

A B C D

Figura 6.8.
Lesiones del
tendón extensor
a nivel MF.

ra en tallo verde del radio y el cúbito con la rotura de los extensores propio y común del dedo índice. En la intervención fueron suturados al tendón extensor del dedo medio, con buen resultado funcional. La serie más amplia publicada es la de Takami (9). Incluye 10 casos, de etiología laboral en 5 pacientes y practicando deporte en los otros cinco (4 gimnastas y 1 judoka). Las lesiones fueron de localización variable, afectando en 5 ocasiones a los extensores del índice, un caso de lesión aislada del EPL y en 4 casos asociándose la lesión del los extensores del meñique, anular y dedo medio.

GANGLIONES INTRATENDINOSOS

Aunque es una patología de rara presentación, he tenido la oportunidad de tratar a 2 pacientes con dolor e hinchazón a nivel de la tabaquera anatómica, descubriendo durante la intervención la presencia de un ganglión en el espesor del tendón del EPL (fig. 6.9). En ambos casos fue posible su exéresis, suturando el defecto longitudinal resultante con una sutura continua con hilo reabsorbible (PDS), con excelente resultado. En un paciente la etiología era de tipo laboral (microtraumatismos repetitivos), y en el otro (agente comercial de 42 años), creemos que estaba en relación con la práctica de forma asidua de ciclismo de carretera y de montaña.

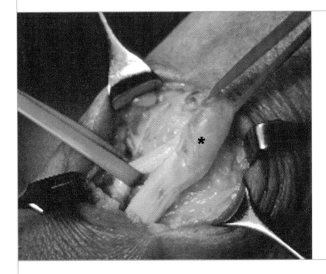

Figura 6.9. Ganglión del tendón EPL (*).

■ Bibliografía

1. Arai K, Nakahaea K, Nishikawa S, Harata S. "Treatment of soft tissue injuries to the dorsum of the metacarpophalangeal joint (Boxer´s knuckle)". *J Hand Surg* 2002, 27 B, 1:90-95.

2. Aronowitz E. , Leddy J. "Closed tendon injuries of the hand and wrist in athletes". *Clinic in Sports Medicine* 1998; 17, 3: 449-466.

3. Doyle J. "Extensor tendon – acute injuries". En: *Operative Hand Surgery.* Green D (ed.). Churchill Livingstone, 1999.

4. Fowler S: "The management of tendon injuries". *J Bone Joint Surg* 1959; 41: 579-580.

5. Loy S, Ebelin M, Nordin J. "Rupture sous-cutanée des tendons extenseurs de l´index à la jonction musculo-tendineuse chez un jeune gymnaste. *La Main* 1997, 2:25-31.

6. McCue F. "Athetic injuries of the proximal interphalangeal joint requiring surgery". *J Bone Joint Surg* 1970; 52: 611-624.

7. Saldana M, McGuire R. "Chronic painful subluxation of the metacarpal-phalangeal joint extensor tendons". *J Hand Surg* 1986; 11A: 420-423.

8. Stack H. "A modified splint for mallet finger". *J Hand Surg* 1986; 11: 263.

9. Takami H, Takahashi S, Ando M, Suzuki K. "Traumatic rupture of the extensor tendons at the musculo-tendinous junction". *J Hand Surg* 1995; 20A: 474-477.

10. Tubiana R, Valentin P. "Anatomy of the extensor apparatus and the physiology of finger extension". *Surg Clin North Am* 1964; 44:897-907.

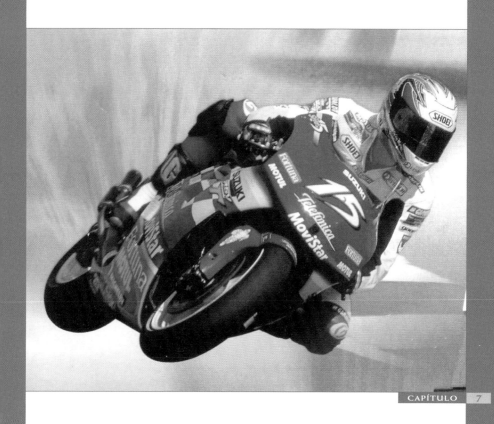

CAPÍTULO 7

Fracturas del extremo distal del radio y del cúbito

INTRODUCCIÓN

El concepto de que las fracturas del extremo distal del radio tienen un buen pronóstico funcional deriva de la publicación original que sobre las mismas hizo Abraham Colles en 1814. Este autor afirmó que, tras la consolidación y el paso del tiempo, el paciente recuperaba todos sus movimientos y sin dolor residual, permaneciendo como única secuela la deformidad residual de la muñeca. Evidentemente Colles se refería a la clásica fractura de la paciente de edad avanzada, producida a consecuencia de una simple caída, situación en la que su afirmación no resultaba descabellada. Pero en la época actual, además de este tipo de pacientes, tratamos con frecuencia fracturas complejas en pacientes jóvenes, producidas por un mecanismo de alta energía, en las que el pronóstico es mucho más sombrío si no se consigue una buena reducción de la fractura. Cuando además se trata de un deportista con alta demanda funcional, se precisa un tratamiento meticuloso, que limite al máximo las secuelas funcionales.

El primer paso del tratamiento de estas fracturas debe ser un análisis cuidadoso del patrón anatómico de la misma, así como de las lesiones asociadas, tanto de la cabeza del cúbito y/o ligamento triangular, como del carpo, generalmente de los ligamentos intercarpianos y menos frecuentemente en forma de fractura, habitualmente del escafoides (Trumble [11]). En la mayoría de los casos, un estudio radiológico de buena calidad, que incluya las proyecciones oblicuas, es suficiente, pero, si es necesario, debe solicitarse una TC helicoidal que ayude a delimitar los fragmentos existentes y su grado de desplazamiento, así como la lesión radiocubital asociada. En las fracturas que deban ser reducidas bajo anestesia regional, es útil obtener en el propio quirófano radiografías de la muñeca afectada bajo tracción, que permiten objetivar la presencia de fragmentos intraarticulares empotrados en la epífisis radial.

CLASIFICACIÓN

Los autores pioneros en su estudio diferenciaron básicamente el sentido del desplazamiento del fragmento distal del radio, generalmente hacia dorsal (Pouteau, 1783; Colles, 1814) y menos frecuentemente hacia volar (Goyrand, 1832; Smith, 1847). En 1838 Barton describió la fractura marginal dorsal, mientras que Letenneur describía la marginal volar.

El análisis del mecanismo de la lesión sirvió a Castaing (1) para proponer, en 1964, una clasificación diferenciando las fracturas producidas por compresión y extensión de las debidas a un mecanismo de flexión. Años más tarde, el grupo AO/ASIF encargó al Dr. Diego Fernández (3) un nuevo análisis de estas fracturas, y las relacionó igualmente con el tipo de mecanismo (flexión, cizallamiento o compresión). En 1984, Melone (7) hizo un acertado estudio del tipo y desplazamiento de los fragmentos de la epífisis radial, diferenciando el fragmento dorsomedial, el volar-medial, la estiloides radial y la metáfisis radial (fig. 7.1). La clasificación propuesta desde la Clínica Mayo en 1990 por Cooney (2) es muy fácil de comprender y recordar, y por tanto práctica en el momento de valorar la fractura en el Servicio de Urgencias. Comprende cinco tipos:

- Tipo I: fracturas no articulares y sin desplazamiento.

- Tipo II: fracturas no articulares pero desplazadas.

- Tipo III: fracturas articulares no desplazadas.

- Tipo IV: fracturas articulares desplazadas, en ocasiones reductibles y estables (IV A), y otras veces reductibles pero inestables tras la reducción(IV B).

- Tipo V: fracturas articulares irreductibles.

Cualquiera que sea la clasificación que utilicemos, debe tenerse presente que una fractura que se presenta sin desplazamiento interfragmentario inicialmente no siempre es estable y puede sufrir un desplazamiento pese a la inmovilización con el vendaje de yeso, por lo que es necesario hacer radiografías de control durante las primeras semanas. El vendaje de yeso no impide la flexión de los dedos, lo que supone la transmisión de fuerzas hacia el antebrazo, que en el supuesto de haberse producido una pérdida de tejido óseo (especialmente a nivel del foco conminuto dorsal), facilita dicho desplazamiento secundario.

De forma similar, una lesión asociada de los ligamentos escafoluna-

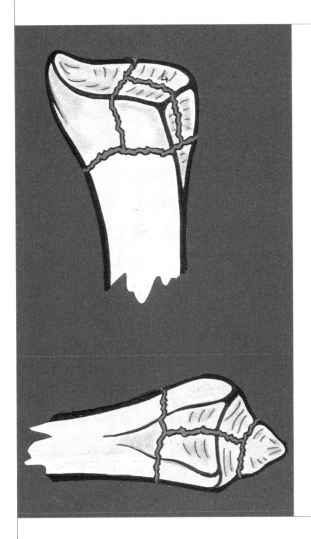

Figura 7.1. Clasificación de los fragmentos, según Melone.

res en ocasiones no se aprecia hasta después de haber efectuado la manipulación para reducir la fractura. Este tipo de lesión se asocia con frecuencia a fracturas de la estiloides radial aparentemente banales, complicando más el pronóstico funcional la lesión ligamentaria del carpo que la propia fractura. Sólo la reducción precoz de la diastasis escafolunar, y su mantenimiento con agujas de Kirschner, va a permitir obtener una cicatrización adecuada de los ligamentos afectados.

Tratamiento de las fracturas del extremo distal del radio

Las fracturas no desplazadas son tratadas mediante inmovilización con un yeso, que se mantendrá hasta observar su consolidación radiológica. Si la fractura está desplazada pero es extraarticular y de trazo simple, normalmente es posible reducirla por manipulación y proceder a su escayolado.

En las fracturas articulares y desplazadas es lícito intentar su reducción por manipulación bajo anestesia (figs. 7.2a-b). El tipo de anes-

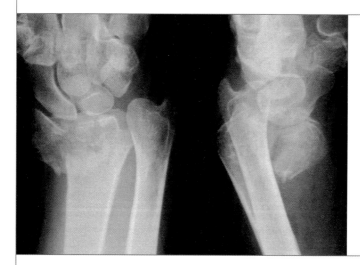

Figura 7.2a.
Fractura
articular
desplazada.

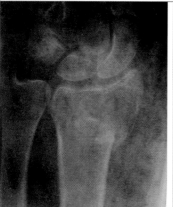
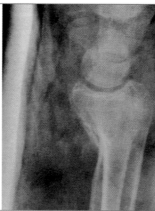

Figura 7.2b.
Reducción por
manipulación.

tesia depende de las circunstancias de cada caso (tipo de paciente, Servicio de Urgencias al que es trasladado, experiencia y preferencias del traumatólogo…). Personalmente, prefiero hacer la reducción bajo un bloqueo del plexo braquial y con el paciente sedado, lo que permite una más fácil y eficaz maniobra de reducción. No deben hacerse maniobras bruscas, sino una suave y mantenida maniobra de tracción digital y contratracción en el codo, con "moldeamiento" de los fragmentos mediante los dedos de quien la reduce. Si es necesario, se colocará la muñeca en discreta flexión y desviación cubital, pero sin recurrir a posiciones extremas.

En un alto porcentaje de las fracturas articulares y desplazadas, se obtiene la reducción, pero ésta es claramente inestable. La solución es proceder a la fijación interfragmentaria con una o más agujas de Kirschner introducidas percutáneamente, evitando la lesión del ramo sensitivo radial (Rayhack [10]).

Cuando la fractura es irreductible, se impone su reducción y fijación abierta (figs. 7.3a-c). Afortunadamente hoy en día existen placas de diversos modelos que permiten su colocación tanto en la cortical dorsal (por su bajo perfil) como en la volar, donde tienen una mejor cobertura de las partes blandas (Orbay [8]). Según el tipo de fractura, seleccionaremos el modelo de placa que mejor se adapte a la misma.

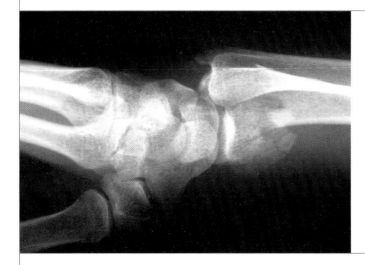

Figura 7.3a.
Fractura
articular
desplazada.

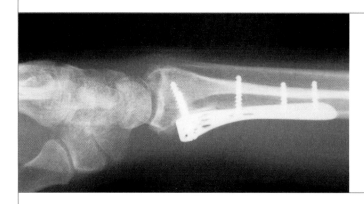

Figura 7.3b.
Osteosíntesis
con placa
(volar).

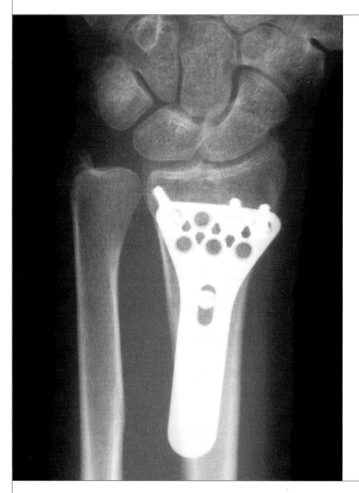

Figura 7.3c.
Proyección PA.

En las fracturas articulares y conminutas, así como en las fracturas abiertas, el método más adecuado es la colocación de un fijador externo (Pennig [9]). Su aplicación se basa en el concepto de "capsulo-ligamentotaxis", es decir en la capacidad que tienen las estructuras capsuloligamentarias para recolocar los fragmentos óseos en su posición adecuada cuando se las somete a tracción (figs. 7.4a-b).

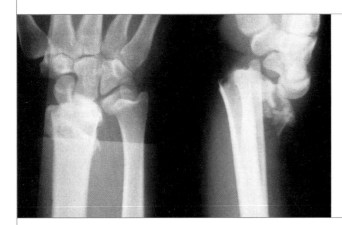

Figura 7.4a.
Fractura
articular
compleja.

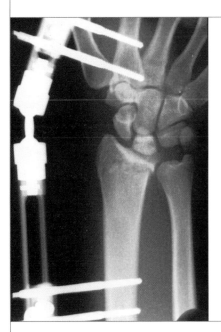

Figura 7.4b. *Estabilización con*
fijador externo.

Su principal inconveniente es el largo tiempo que precisa ser mantenido, con riesgo de intolerancia a los clavos de fijación. Afortunadamente, hoy es posible asociar la aplicación local de sustitutivos óseos que proporcionan un soporte estructural local y que colaboran en permitir una más temprana retirada del fijador.

Por último, mencionaremos la posibilidad de asociar la artroscopia radiocarpiana, en primer lugar como método de comprobación de lesiones ligamentarias asociadas, y en segundo lugar para comprobar el grado de reducción de la superficie articular del radio. Su combinación con el amplificador de imágenes permite, en los casos complejos con empotramiento de un fragmento articular, manipular éste con una aguja o punzón y desplazarlo hasta su correcto lugar en la superficie articular. Evidentemente exige disponer de todo el instrumental necesario, tiempo y experiencia para que sus riesgos y costes justifiquen su realización (Geissler [5]).

En muy raras ocasiones, y generalmente tras una fractura abierta con pérdida de fragmentos óseos, se produce una seudoartrosis o fracaso de consolidación de la fractura, complicación muy infrecuente. Por el contrario, sí se produce con frecuencia una consolidación "viciosa", con alteración de la morfología del extremo distal del radio, que condiciona una inestabilidad secundaria, ya sea a nivel mediocarpiano o radiocarpiano (fig. 7.5). En los casos con deformidad marcada, y especialmente en pacientes jóvenes con alta demanda funcional, será necesaria una cirugía paliativa, en forma de osteotomía correctora con aporte de injerto óseo, habitualmente obtenido de la cresta ilíaca, y realizándose la osteosíntesis con una placa.

Cuando existe un grave daño del cartílago articular del extremo distal del radio, será necesario recurrir a la fijación o artrodesis de la muñeca, ya sea en su variante radiocarpiana o de tipo radioescafolunar, conservando la articulación mediocarpiana. En esta última variante, y para aumentar el grado de inclinación radial, se puede asociar la exéresis de la porción distal del escafoides (García-Elías [4])

Tratamiento de la lesión cubital

Cuando la fractura se presenta a nivel de la punta de la estiloides cubital, no agrava el pronóstico de la lesión y no es necesario su trata-

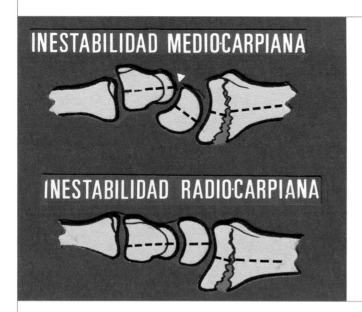

Figura 7.5.
Inestabilidades
debidas a una
consolidación
viciosa.

miento específico. Si es a nivel de la base de la estiloides y existe una diastasis interfragmentaria marcada, en un paciente joven creo preferible hacer una reducción y osteosíntesis de la misma, ya sea con una aguja de Kirschner lisa o una roscada (tipo Orthofix), o con un tornillo (fig. 7.6) si el tamaño lo permite.

En las fracturas del cuello del cúbito, el tratamiento será conservador. En las conminutas, habitualmente también optamos por una actitud conservadora inicial, aun sabiendo que en un cierto porcentaje de casos será precisa una posterior artroplastia de resección. Sólo en las graves fracturas conminutas y desplazadas, muchas veces abiertas, se realizará de entrada la exéresis de la cabeza del cúbito.

Si existe una luxación asociada de la cabeza del cúbito a la fractura del radio, se procederá a su fijación al radio con una aguja de Kirschner, previa reducción.

Conclusiones

El mayor avance que se ha producido en el tratamiento de las frac-

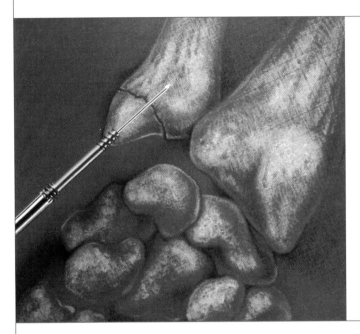

Figura 7.6.
*Osteosíntesis de
la estiloides
cubital con
tornillo.*

turas del extremo distal del radio y del cubito es haber comprendido que no es suficiente proceder a "colocarlas dándole un tirón" en el Servicio de Urgencias, sino que es preciso un análisis detallado de su anatomía con vistas a la elección del tratamiento adecuado. Si la cirugía es necesaria, es preferible diferir unas horas su realización para que ésta sea efectuada por cirujanos con experiencia y con todos los medios técnicos actualmente disponibles a su alcance. Justificar un pobre resultado anatómico, y en consecuencia funcional, porque su tratamiento fue efectuado sin medios no puede aceptarse en la actualidad. Tampoco hay que caer en la tendencia opuesta de operar por sistema, sin intentar, cuando sea posible, un tratamiento conservador realizado de forma reglada y por expertos. Sólo el criterio basado en la experiencia de un experto sin limitaciones técnicas permite acertar en la adecuada indicación para cada paciente, una vez valoradas las circunstancias particulares (edad, sexo, profesión, mano dominante, etc.) del mismo.

■ Bibliografía

1. Castaing J. "Les fractures récentes de l´extremité inférieure du radius chez l´adulte". *Rev Chor Orthop* 1964; 50: 581-696.

2. Cooney W. "Fractures of the distal radius. A modern treatment-based classification". *Orthop Clin north Am* 1993; 24: 211-216.

3. Fernández D, Geissler W. "Treatment of displaced articular fractures of the radius". *J Hand Surg* 1991; 16 A: 375-384.

4. García Elías M, Barcia S, Lluch A, Ferreres A. "Artrosis radiocarpiana secundaria a fracturas del extremo distal del radio". *Rev Ortop Traum* 2003; 47, supl. 1: 70-77.

5. Geissler W, Freeland A. "Arthroscopically assisted reduction of intrarticular distal radial fractures". *Clin Orthop* 1996; 327:125-134.

6. Kapandji A. "L´ostéosynthèse par double embrochage intrafocal: traitement functionel des fractures non articulaires de l´extremité inférieure du radius". *Ann Chir* 1976; 30: 903-908.

7. Melone C. "Articular fractures of the distal radius". *Orthop Clin North Am* 1984; 15:217-236.

8. Orbay J, Indriago I, Badia A, Khouri, R, Osorio L, Núñez J, González E. "Osteosíntesis volar para las fracturas distales del radio". *Rev Ortop Traum* 2003; vol. 47, supl. 1.

9. Pennig D."Dynamic external fixation of distal radius fractures". *Hand Clinics* 1993; 9: 587-602.

10. Rayhack J."The history and evolution of percutaneous pinning of displaced distal radius fractures". *Orthop Clin North Am* 1993; 24: 287-300.

11. Trumble T, Bernischke S, Vedder N. "Ipsilateral fractures of the scaphoid and radius". *J Hand Surg* 1993; 18: 8-14.

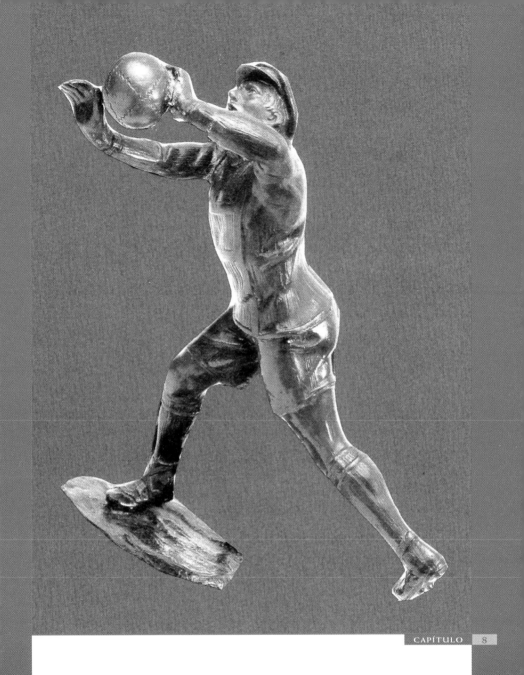

CAPÍTULO 8

Fracturas y seudoartrosis del escafoides carpiano

INTRODUCCIÓN

Las fracturas del escafoides son especialmente frecuentes en los pacientes jóvenes. En la mayoría de las ocasiones se producen por una hiperextensión forzada de la muñeca, a veces producida al caerse y en otras ocasiones por un impacto directo, como sucede al detener un balón de fútbol en un disparo potente y realizado a corta distancia, mecanismo de lesión que hemos visto en porteros de fútbol.

Aunque en un primer momento provoca dolor local, éste disminuye o hasta desaparece pocos días después, lo que da lugar a que frecuentemente el paciente no llegue a acudir a la consulta médica, por lo que no se realiza el diagnóstico de la fractura hasta una fase más tardía. En ocasiones se descubre años más tarde, cuando el paciente consulta por el dolor que le produce la artrosis degenerativa, o por un nuevo traumatismo que descompensa una fractura previa no consolidada, que hasta ese momento apenas había ocasionado dolor.

Diagnóstico

En un alto porcentaje de fracturas no desplazadas (coloquialmente denominadas "fisuras"), no es posible inicialmente efectuar su diagnóstico si se practica un estudio radiológico limitado a las proyecciones posteroanterior y lateral. Se necesita un estudio radiológico de alta calidad y al menos en cuatro proyecciones (añadiendo las oblicuas en semisupinación y semipronación), antes de poder opinar sobre la existencia o ausencia de la lesión. Hasta época reciente, en los casos dudosos lo más práctico era repetir las radiografías un par de semanas más tarde para dar tiempo a la reabsorción del foco de fractura y a su aparición radiológica incontestable. El empleo de la TC se propuso para los casos dudosos, pero actualmente es el estudio mediante RM el de mayor eficacia para estas denominadas "fracturas ocultas". Incluso aunque se trate de fracturas incompletas, con conservación parcial de la cortical, el foco lesional en la estructura trabecular del tejido óseo esponjoso es claramente visible. Su alto coste económico se ve así compensado por su eficacia diagnóstica (Kukla [5]).

Clasificación de las fracturas recientes

A lo largo del tiempo se han propuesto múltiples clasificaciones. Algunas han tenido como único factor a considerar la estabilidad de la fractura (MacLaughlin [6]), diferenciando las fracturas incompletas de las completas estables (no desplazadas) y completas inestables (desplazadas). Herbert (3) sólo considera estables las fracturas incompletas al observar que algunas fracturas no desplazadas inicialmente pueden llegar a hacerlo, incluso durante el período de inmovilización con yeso.

Atendiendo a la localización del trazo de fractura, Russe (8) las clasificó en fracturas del tercio proximal, del tercio medio (cintura o istmo del escafoides) y del tercio distal. Además, y en atención a la dirección del trazo de fractura (fig. 8.1), distinguió tres tipos: de trazo oblicuo horizontal, transversales y de trazo oblicuo vertical, estas últimas las más inestables. Considero útil la clasificación de Russe, pero dividiéndolas de la siguiente forma:

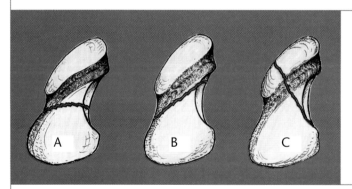

Figura 8.1.
Clasificación de Russe, según la dirección del trazo de fractura. A:transversa ; B: oblicua horizontal ; C: oblicua vertical.

1. En las fracturas del tercio proximal, la fractura puede presentarse en forma de fragmento osteocondral, ya sea central (sin inestabilidad asociada, fig. 8.2 A) o por avulsión del ligamento escafolunar dorsal, con diastasis escafolunar patológica. Un segundo subgrupo lo compondrían las fracturas polares, en ocasiones de trazo oblicuo horizontal (sin existir diastasis interfragmentaria ni escafolunar, fig. 8.2 B), y en otras con un fragmento de mayor tamaño que contiene la totalidad de la inserción del ligamento escafolunar

(fig. 8.2 C). Este hecho conlleva una clara inestabilidad interfragmentaria. Un tercer subgrupo lo constituirían las fracturas corporales proximales, con mayor tamaño del fragmento proximal.

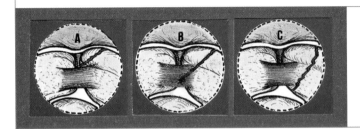

Figura 8.2.
Fractura osteocondral (A), fractura polar estable (B) e inestable (C).

2. En las fracturas del tercio medio, el trazo de fractura se localiza en el surco dorsal del escafoides, y sólo excepcionalmente sigue la línea de la auténtica cintura del escafoides.

3. En las fracturas del tercio distal deben distinguirse las fracturas del tubérculo, frecuentes en los niños (Vahvanen [10]), de las fracturas articulares distales.

Es muy importante buscar lesiones asociadas a la fractura del escafoides. La asociación más frecuente es la luxación perisemilunar, configurando la denominada fractura-luxación tipo DeQuervain. Cuando además se asocia la fractura del hueso grande, recibe el nombre de síndrome de Fenton.

En el ámbito deportivo hay que tener en cuenta la posibilidad de que se produzca una fractura por estrés, por ejemplo, en gimnastas de elite que desde edades muy tempranas someten sus muñecas a grandes solicitaciones mecánicas de forma continuada (Hanks [2], Matzkin [7]). Curiosamente, también su presentación ha sido descrita en jugadores de bádminton, probablemente en relación con los movimientos repetidos y forzados de flexoextensión, como refiere Brutus (1) en un paciente de 23 años.

Tratamiento

El primer punto conflictivo surge en aquellos casos en que se duda acerca de si realmente el escafoides está o no fracturado. La mayoría de autores opta en estos casos por una inmovilización preventiva de la muñeca, repitiendo las radiografías entre 2 y 3 semanas más tarde. Es necesario saber explicar esta circunstancia al paciente, ya que realmente es difícil de aceptar una inmovilización "preventiva", máxime en deportistas profesionales, circunstancia en la que debe hacerse una RM precozmente.

En las fracturas estables del tercio medio y distal, diagnosticadas precozmente, la inmovilización con escayola permite obtener la consolidación de la mayoría de ellas, lo que no sucede en las fracturas del tercio proximal. El período de inmovilización es de 2 a 3 meses, siendo menor en pacientes jóvenes por su mayor potencial de consolidación, pero en este grupo es especialmente necesario vigilar que el yeso se mantenga íntegro. Lamentablemente, esto obliga a cambiarlo con frecuencia en aquellos pacientes poco conscientes de su trascendencia, pero es necesario hacerlo para conseguir la consolidación. Como norma incluimos la falange proximal del pulgar, dejando el dedo libre.

Aunque el porcentaje de consolidaciones con un tratamiento mediante inmovilización con yeso es elevado (9), debe avisarse al paciente del riesgo de fracaso, sin exagerarlo pero dejando claro que es una complicación de posible aparición de la que nadie es culpable, y que va a suponer la necesidad de recurrir a una cirugía secundaria. No hace falta decir que esta cirugía debe ser realizada por cirujanos con experiencia en la misma, ya que de su fracaso se derivan serias complicaciones funcionales y psicológicas para el paciente. El cirujano debe tener unos protocolos de actuación muy claros, basados en su experiencia, y nunca debe transmitir una sensación de inseguridad al paciente, ya que las dudas llevan no pocas veces al abandono o negativa al tratamiento por parte del paciente, con graves repercusiones a largo plazo para la muñeca afectada.

En las fracturas inestables del tercio medio, así como en las fracturas del tercio proximal, habitualmente recurrimos a la osteosíntesis con tornillo (Irisarri [4]). Se colocará de forma convencional (de distal a proximal, por vía anterior), excepto cuando el polo proximal sea de pequeño tamaño, en cuyo caso es más adecuado el acceso dorsal, colocando el tornillo de forma "retrógrada" (figs. 8.3a-b). Puede uti-

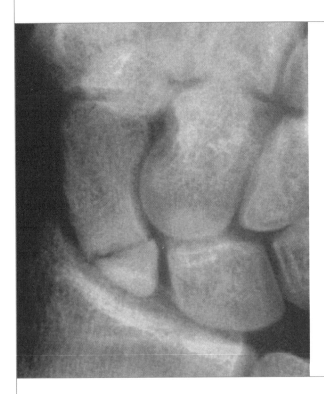

Figura 8.3a. Fractura del polo proximal.

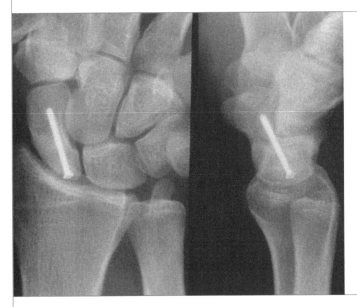

Figura 8.3b. Osteosíntesis con atornillado "retrógrado".

lizarse un tornillo sin cabeza tipo Herbert o similar, aunque actualmente utilizo preferentemente un tornillo de titanio tipo Leibinger. Su cabeza es pequeña y plana, lo que permite su completa introducción por debajo del cartílago, gesto quirúrgico que además proporciona una idónea compresión interfragmentaria.

Nuestra experiencia con esta técnica en los últimos años es muy satisfactoria, con la ventaja adicional de que, aun en el caso de no conseguirse una auténtica consolidación, ambos fragmentos permanecen solidarizados por el tornillo, impidiendo o al menos retrasando la evolución hacia la artrosis del carpo.

En el caso de una fractura-luxación tipo DeQuervain, habitualmente es necesario añadir a la reducción de la luxación la osteosíntesis del escafoides (figs. 8.4a-b), y solamente en un pequeño porcentaje

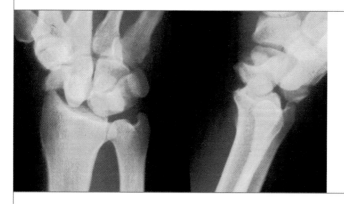

Figura 8.4a.
Fractura-
luxación tipo
De Quervain.

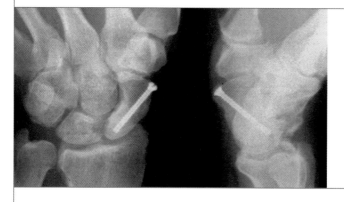

Figura 8.4b.
Osteosíntesis
con tornillo.

(con un trazo de fractura del escafoides estable en su tercio medio) es posible el tratamiento con yeso (incluyendo el codo), tras la reducción por manipulación. En las de tipo Fenton, a la osteosíntesis del escafoides debe asociarse la del hueso grande.

En las seudoartrosis sintomáticas, la cirugía incluye el aporte de un injerto óseo, seguida habitualmente de osteosíntesis, con un tornillo si es posible (fig. 8.5), o mediante agujas de Kirschner en caso contrario. La presencia de una irrigación deficitaria o incluso ausente en el polo proximal compromete el éxito del injerto. Sin embargo, no debemos equiparar la presencia de una disminución de la intensidad

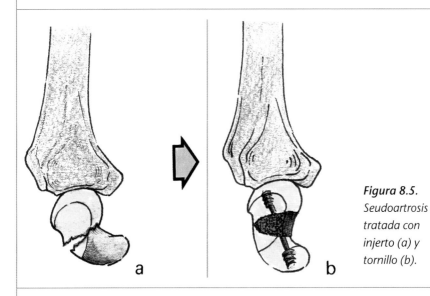

a   b

Figura 8.5.
Seudoartrosis tratada con injerto (a) y tornillo (b).

de la señal en la RM con una necrosis avascular completa e irreversible. Incluso cuando la señal no mejora tras la inyección de gadolinio, es posible conseguir la consolidación de la seudoartrosis siempre que la estructura trabecular se conserve en un grado necesario para recibir el injerto. En los casos con sospecha de déficit de vascularización del fragmento proximal utilizamos preferentemente (fig. 8.6) el injerto vascularizado descrito por Zaidemberg (11), obtenido del extremo distal del radio (figs. 8.7a-c).

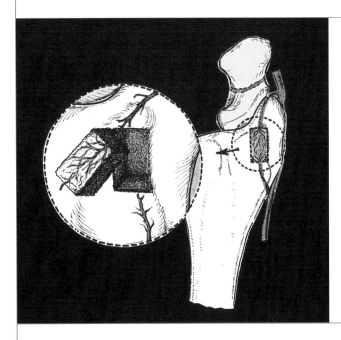

Figura 8.6.
Zona dadora del injerto radial vascularizado, tipo Zaidemberg.

En los casos de larga evolución, con avanzada artrosis y colapso del carpo (lesión tipo SNAC), habitualmente se opta por extirpar el escafoides asociando una artrodesis o fusión tipo "4 esquinas". La artrodesis radiocarpiana se reservará para los casos antiguos de artrosis generalizada, circunstancia propia de casos de muy larga

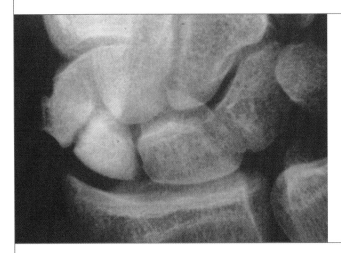

Figura 8.7.
Radiografía (a) y RM (b) de una seudoartrosis, consolidada con injerto óseo vascularizado (c).

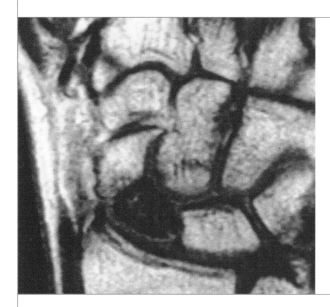

Figura 8.7b.

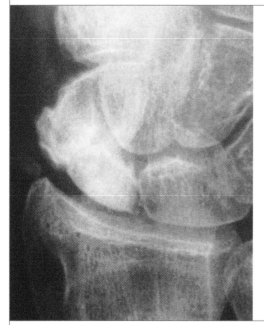

Figura 8.7c.

evolución. El alivio del dolor que produce la fijación de la muñeca compensa el alto precio funcional que supone dicha fijación.

■ Bibliografía

1. Brutus J, Chaidi N. "Cette fracture inhabituelle du scaphoid survenu chez un joeur de badminton est elle une fracture de stress?". *Chir de la Main* 2004; 23: 52-54.

2. Hanks G, Kalenak A, Bowman L, Sebastianelli W. "Stress fracture of the carpal scaphoid: a report of four cases". *J Bone Joint Surg* 1989; 71 A: 938-941.

3. Herbert T. *The Fractured Scaphoid*. Quality Medical Publishing, St. Louis, 1990.

4. Irisarri C. *Patología del escafoides carpiano*. Norgráfica, Vigo, 2002.

5. Kukla C, Gaebler C, Breitenseher J, Tratinig S, Vecsei V. "Occult fractures of the scaphoid". *J Hand Surg* 1997; 22 B: 6, 810-813.

6. McLaughlin H. "Fracture of the carpal navicular bone". *J Bone Joint Surg* 1954; 3A, 4: 765-774.

7. Matzkin E, Singer D. "Scaphoid stress fracture in a 13-year-old gymnast: a case report". *J Hand Surg* 2000; 25 A: 710-713.

8. Russe O. "Fracture of the carpal navicular. Diagnosis, non-operative treatment and operative treatment". *J Bone Joint Surg* 1960; 42A: 759-768.

9. Taleisnik J. *The Wrist*. Churchill Livingstone, Nueva York, 1985.

10. Vahvanen V, Westerlund M. "Fracture of the carpal scaphoid in children. A clinical and roentgenological study of 108 cases". *Acta Orthop Scand* 1980; 51: 907-913.

12. Zaidemberg C, Siebert J, Angrigiani C. "A new vascularized bone graft for scaphoid non-union". *J Hand Surg* 1991; 16 A, 3: 474-478.

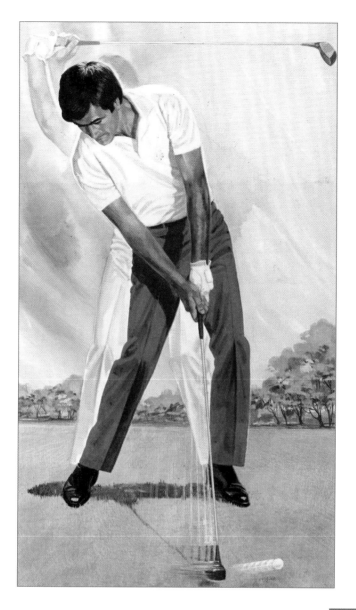

CAPÍTULO 9

Otras fracturas
y lesiones del carpo

FRACTURAS

Durante la práctica deportiva se producen fracturas de los huesos del carpo de características acordes con el traumatismo específico de cada tipo de deporte. Así, respecto al **hueso ganchoso**, señalaremos en primer lugar la fractura de su apófisis unciforme, provocada por traumatismos directos al caerse sobre esta zona, como sucede a los jugadores de voleibol. Son fracturas difíciles de observar en las radiografías, pero fácilmente detectables en la TC (fig. 9.1). Su tratamiento dependerá del tamaño del fragmento y de su grado de des-

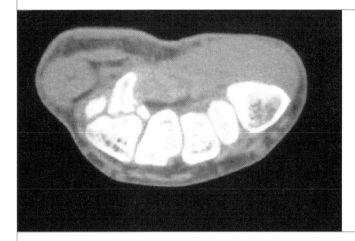

Figura 9.1.
Fractura de la
apófisis
unciforme del
hueso ganchoso.

plazamiento. En las fracturas de la base con amplia separación de los fragmentos puede practicarse reducción y osteosíntesis mediante agujas de Kirschner o un minitornillo. En las fracturas más distales habitualmente se inicia el tratamiento con inmovilización (en torno a un mes), y sólo en caso de molestias residuales se recurre a la resección cuidadosa del fragmento. La fractura del cuerpo del hueso ganchoso (fig. 9.2) se debe habitualmente a un mecanismo de aplastamiento, frecuente en el ámbito laboral y más raro en el deportivo. La inmovilización con yeso permite conseguir su consolidación.

Las auténticas fracturas del **semilunar** son excepcionales, y generalmente en forma de fractura de sus polos o cuernos anterior o poste-

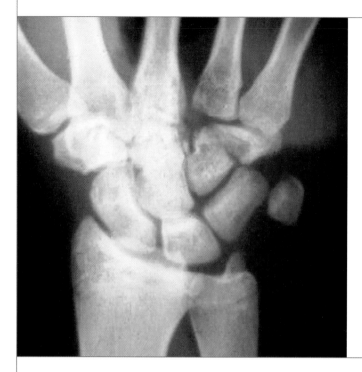

Figura 9.2.
Fractura del
cuerpo del
hueso
ganchoso.

rior. En las radiografías convencionales son difíciles de diagnosticar por la superposición de los huesos vecinos, por lo que es recomendable realizar una TC, que delimita con precisión la lesión (figs. 9.3a-b)

Las fracturas aisladas del *hueso grande* son excepcionales. Más frecuentemente se presentan asociadas a una fractura del escafoides, dentro del cuadro de una fractura-luxación carpiana (síndrome de Fenton), frecuente en accidentes de moto o automóvil. En algún caso de fractura no diagnosticada, con desplazamiento dorsal de un fragmento (fig. 9.4), el diagnóstico se realiza tardíamente cuando el paciente acude a la consulta por una tenosinovitis de los extensores, pudiendo llegar a provocar una rotura secundaria del aparato extensor, generalmente del extensor del dedo medio.

Las fracturas del cuerpo del *piramidal* pueden ser de trazo transversal o sagital, y requieren un traumatismo importante para producirse, lo que conlleva con frecuencia una lesión asociada, por ejemplo,

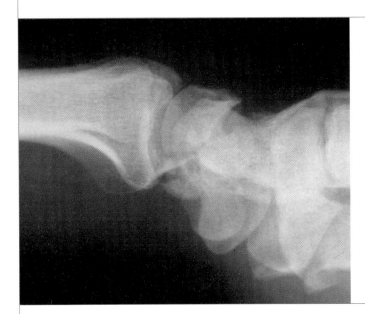

Figura 9.3a.
Fractura del
cuerpo
anterior del
semilunar.

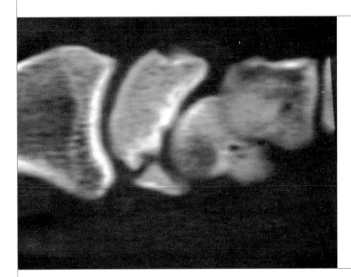

Figura 9.3b.
Su aspecto
en la TC.

del escafoides (fig 9.5). En las lesiones deportivas frecuentemente se presenta en forma de fractura marginal de la cresta dorsal, provocada por la avulsión del ligamento radiopiramidal que se inserta a este

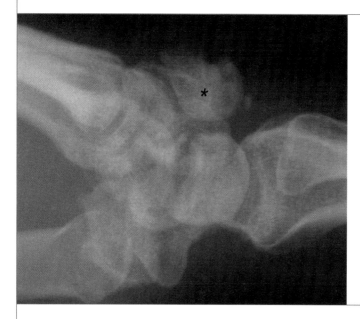

Figura 9.4. Fractura desplazada del hueso grande (*).

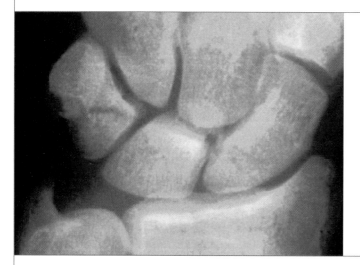

Figura 9.5. Fractura del piramidal y fisura del escafoides.

nivel. En consecuencia, pese al pequeño tamaño del fragmento óseo, estas fracturas deben ser inmovilizadas entre 3 y 4 semanas para evitar la instauración de dolor crónico a este nivel.

Las fracturas del *pisiforme* (fig. 9.6) pueden presentar un trazo de fractura transversal o longitudinal. Es suficiente su inmovilización (en torno a 1 mes) para conseguir un buen resultado funcional. Las oca-

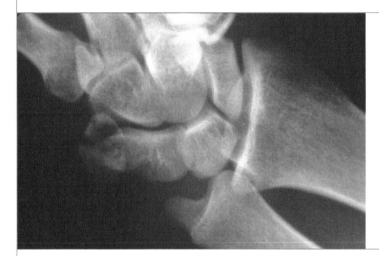

Figura 9.6.
Fractura del pisiforme.

sionadas por una contusión directa sobre el pisiforme con un mecanismo de alta energía se presentan en forma de fractura conminuta, que, si consolida con incongruencia de la superficie cartilaginosa, puede terminar provocando una artrosis degenerativa piramidopisiforme, que puede llegar a requerir la exéresis del pisiforme. Esta artrosis también se produce en deportistas con muchos años de actividad, en deportes como el golf, en los que el pisiforme se ve sometido a traumatismos de repetición.

La fractura del *trapecio* aislada es de rara presentación, pudiendo ser de tipo marginal o parcelaria, o bien una fractura conminuta que precisa su reconstrucción y osteosíntesis (figs. 9.7a-b). En algunas ocasiones se le asocia una fractura de la base del primer metacarpiano. Por último, no he tenido ocasión de tratar una fractura aislada y cerrada del *trapezoide*. Sólo en casos de graves heridas cortantes a su nivel (producidas por motosierra), he visto la lesión de este hueso.

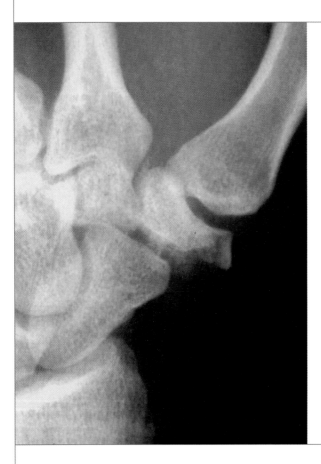

Figura 9.7a.
*Fractura
conminuta del
trapecio.*

LUXACIONES

La más frecuente es la luxación del semilunar, que supone el estadio
IV de la inestabilidad perilunar (Mayfield [10]). El grado de desplazamiento rotacional es variable, siendo mínimo en un primer grado o
estadio (figs. 9.8 y 9.9), hasta un grado máximo en el que el semilunar pierde por completo su relación con el radio. Su diagnóstico inicial debe basarse en el estudio radiológico, ya que clínicamente se
produce un importante edema que enmascara la luxación. En la proyección posteroanterior el semilunar adquiere un aspecto triangular
(figs. 9.9 y 9.10), pero es más sencillo establecer el diagnóstico en la

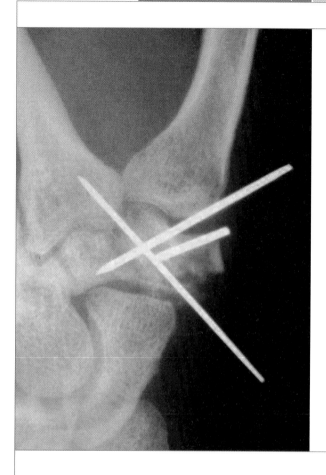

Figura 9.7b.
Reducción y osteosíntesis.

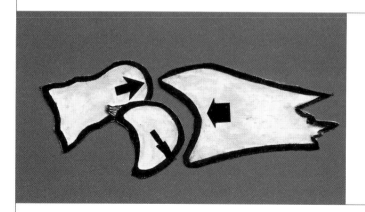

Figura 9.8.
Luxación del semilunar grado I.

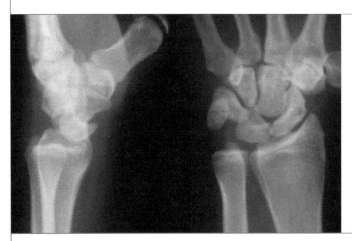

Figura 9.9.
Radiografía de
una luxación
del semilunar.

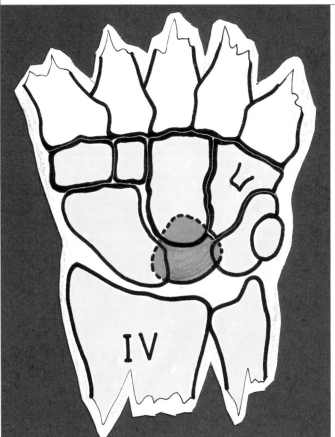

Figura 9.10.
Esquema de la
luxación del
semilunar.

proyección lateral, al quedar "vacía" la superficie articular distal del semilunar, dado el desplazamiento de la cabeza del hueso grande.

En los casos que se tratan precozmente es posible obtener su reducción por manipulación bajo anestesia. Si no es posible conseguirla, debe hacerse a cielo abierto, mediante acceso dorsal, que en los casos con gran desplazamiento ha de combinarse con el volar. El semilunar reducido es fijado al escafoides con una aguja de Kirschner durante un período de 5 a 6 semanas, plazo tras el cual se retira la escayola y se inicia la rehabilitación.

Con relativa frecuencia, esta luxación no es diagnosticada inicialmente, y sólo la progresiva aparición de una compresión del nervio mediano determina una ulterior consulta, llegándose al diagnóstico correcto. Lamentablemente, la cirugía será de carácter paliativo, ya sea una artrodesis radiocarpiana o una exéresis o carpectomía de la hilera proximal, dependiendo de las características de la lesión (con la cabeza del hueso grande afectada o todavía en aceptable estado), de las preferencias del paciente y de la experiencia del cirujano.

Las luxaciones aisladas de los restantes huesos del carpo son de rara presentación. También es excepcional la luxación trapecioescafoidea, que solamente hemos visto en una ocasión, y que redujimos y fijamos con agujas de Kirschner (figs. 9.11a-b).

SÍNDROMES DE IMPACTACIÓN

El más frecuente es el síndrome de impactación cubitocarpiano, producido por el choque de la cabeza del cúbito con el semilunar y piramidal. Normalmente ocurre tras la lesión crónica del ligamento triangular, que pierde su papel de estructura amortiguadora al perforarse en su porción central. En los casos de larga evolución puede observarse en la radiografía posteroanterior la deformación o impronta que produce la cabeza del cúbito en el semilunar (fig. 9.12). En los casos más iniciales, la RM permite ver la alteración de la intensidad de la señal en el área cubital proximal del semilunar. Su tratamiento dependerá de la gravedad del problema y de la edad del paciente, pero habitualmente la solución más idónea es el acorta-

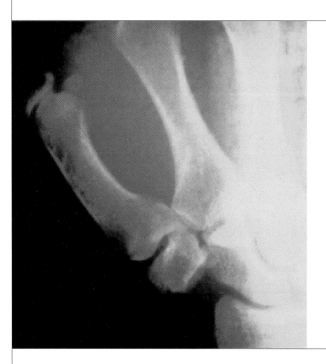

Figura 9.11a.
Luxación trapecio-
escafoidea.

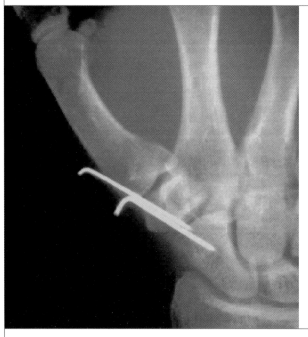

Figura 9.11b.
Reducción y fijación
de la luxación
trapecioescafoidea.

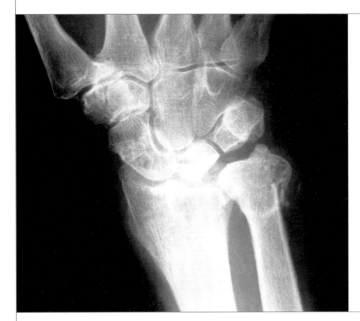

Figura 9.12.
Impactación
cubitocarpiana.

miento del cúbito, aunque en los casos más graves y avanzados puede ser necesaria la exéresis de la cabeza del cúbito.

Debe hacerse su diagnóstico diferencial con el llamado "síndrome de impacto del piramidal" (Watson [15]) producido por el roce continuado contra el mismo de la propia cápsula tras haber sufrido ésta una rotura traumática, ocasionando una ulceración del cartílago en el área de roce, con eburnación ósea local. Su tratamiento será la simple resección del segmento roto de la cápsula que produce el roce.

Otro tipo de lesión es la impactación de la estiloides cubital contra el piramidal en el momento de la desviación cubital extrema. Su presentación se ve favorecida por la presencia constitucional de una megaapófisis cubital (fig. 9.13). He tenido que recurrir a la extirpación de su porción distal en 2 jugadores de tenis, gesto quirúrgico que se ve favorecido por su propio tamaño y el fácil acceso a la porción más distal de la estiloides. Además, esta resección limitada no supone un riesgo de inestabilidad secundaria, ya que se conserva la zona en la que se inserta el ligamento triangular.

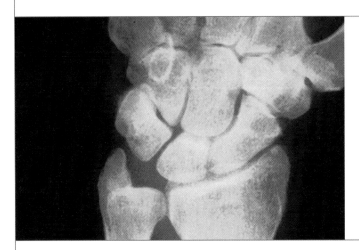

Figura 9.13.
Megaapófisis
cubital.

Por último, debe pensarse en la posibilidad de que se haya producido una lesión por impacto en la parte cubital de la articulación mediocarpiana, entre la punta del hueso ganchoso y el piramidal y/o semilunar, ya que en ocasiones existe una superficie articular entre el semilunar y el ganchoso. Su presencia es puesta de manifiesto mediante RM, y en los casos más extremos requiere una artrodesis paliativa del semilunar, piramidal, hueso grande y ganchoso (fusión tipo "4 esquinas").

ARTROSIS RADIOCUBITAL DISTAL

En deportistas que llevan años practicando deportes (como el tenis) a alto nivel no es infrecuente que se produzcan alteraciones degenerativas del cartílago de la cabeza cubital, que ocasionan dolor en el movimiento de prono-supinación, especialmente al hacerla contra resistencia o con el puño fuertemente cerrado. Su exacto diagnóstico es difícil de confirmar, ya que tanto las radiografías como la resonancia magnética no permiten la visualización del cartílago hasta que el proceso está en una fase avanzada, y su acceso a la exploración mediante artroscopia resulta muy dificultoso y limitado. Ante su sospecha, optamos por hacer una infiltración local (corticoide más anestésico), que además de su efecto terapéutico nos sirve para confirmar el diagnóstico si consigue hacer desaparecer (al menos temporalmente) el dolor local.

Sólo en caso de fracaso del tratamiento conservador inicial se contemplará la posibilidad de la cirugía, ya que ésta siempre es de carácter paliativo. En una fase inicial puede ser suficiente la resección del área de cartílago más afectada a nivel proximal, preservando el cartílago de la zona más distal de la cabeza, habitualmente mejor conservado. En una fase más avanzada, muchos autores optan por la técnica de Sauvé-Kapandji, fusionando la cabeza del cúbito a la cavidad sigmoidea del radio, asociando una resección del cúbito proximal a la fusión para conservar en lo posible la pronosupinación. Personalmente suelo optar por la resección parcial de la cabeza del cúbito, según técnica de Bowers (12), con interposición de una "anchoa" tendinosa del palmar menor. Es una cirugía que, si bien alivia el dolor, tiene carácter paliativo y puede suponer una incapacitación definitiva para la práctica deportiva de alto nivel.

En los casos de artrosis degenerativa avanzada sigue siendo válida la resección de la cabeza del cúbito según la técnica de Darrach (fig. 9.14a-

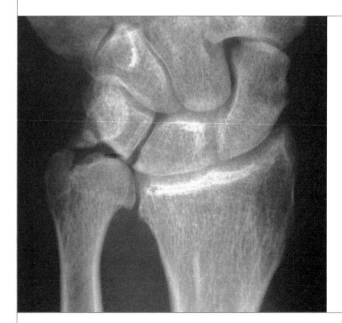

Figura 9.14a.
Artrosis radio-
cubital distal.

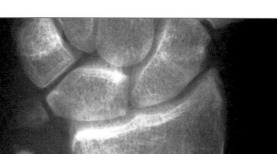

Figura 9.14b.
Técnica de
Darrach
modificada.

b), conservando la estiloides cubital para mantener al máximo posible la estabilidad del área cubitocarpiana.

NECROSIS AVASCULAR

La necrosis avascular de los huesos del carpo ha sido atribuida durante años a un factor traumático, ya fuese un traumatismo único agudo o en forma de microtraumatismos de repetición. Su etiología real sigue siendo desconocida, aunque probablemente está relacionada con trastornos inflamatorios y de la coagulación a nivel de la microcirculación intraósea, y dependiente de factores predisponentes de carácter racial y en última instancia genéticos (Irisarri [9]). Pero cualquiera que sea su auténtica etiología, es una posibilidad que debe ser tenida en cuenta ante un cuadro doloroso a nivel del carpo.

Aunque puede afectar cualquier hueso del carpo, incluyendo el escafoides (enfermedad de Preiser), la localización más frecuente es en el semilunar (fig. 9.15), dando lugar a la denominada enfermedad

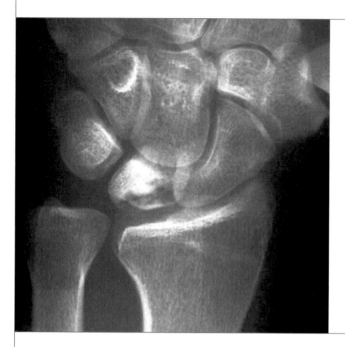

Figura 9.15.
*Necrosis del
semilunar.*

de Kienbock, radiólogo vienés que la describió por primera vez en 1910. En las fases iniciales no es posible asegurar su diagnóstico con las radiografías convencionales, pero sí con la resonancia magnética (fig. 9.16a-b), por lo que no debe dudarse en indicar la misma, ya que el tratamiento es tanto más eficaz cuanto más precozmente se realiza. En las fases más avanzadas, con fragmentación y colapso del semilunar, la simple radiografía es suficiente para confirmar el diagnóstico y valorar el grado de la lesión.

Su tratamiento depende de la edad del paciente y del estadio evolutivo de la lesión. El tratamiento quirúrgico no es necesario en los pocos casos en que el afectado es un niño menor de 12 años, y es un tema controvertido en los adolescentes, ya que hay autores que refieren buenos resultados con un tratamiento conservador, mientras que en la experiencia de otros autores fracasa en un elevado porcentaje. En los adultos, en las fases iniciales se recomienda intentar revascularizar el hueso afectado con un injerto óseo vascularizado. En la fase intermedia, el procedimiento más utilizado es la osteotomía del radio, reservando la artrodesis o la carpectomía de la hilera

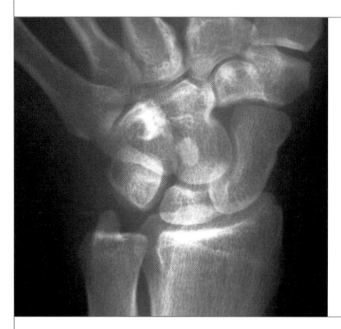

Figura 9.16a.
Radiografía de
una necrosis del
semilunar.

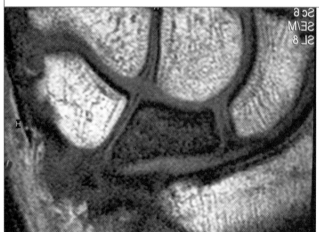

Figura 9.16b.
Su aspecto en la
RM.

proximal para los estadios avanzados. Lamentablemente es una patología sin una solución idónea, cuya presentación ha truncado muchas carreras deportivas de adolescentes, ya que la sintomatología (incluso después de la cirugía) no permite desarrollar con la muñeca afectada una actividad física continuada de alta demanda.

■ Bibliografía

1. Bell M, Hill R, McMurtry R. "Ulnar impingement syndrome". *J Bone Joint Surg* (Br) 1985; 67:126-129.

2. Bowers W. "Distal radioulnar joint". En: *Operative Hand Surgery.* Green D (ed.). Churchill Livingstone, Nueva York, 1993.

3. Friedman S, Palmer A. "The ulnar impaction syndrome". *Hand Clinics* 1991; 7: 295-310.

4. García-Elías M. "Carpal Bone Fractures (excluding scaphoid fractures)". En: *The wrist.* Watson & Weinzweig. Lippincott, Williams & Wilkins, 2001.

5. Helal B. "Racquet player´s pisiform". *Hand* 1978; 10: 87-90

6. Imaeda T, Nakamura R, Shionoya K, Makino N. "Ulnar impaction syndrome: MR imaging findings". *Skeletal Radiology* 1995; 24: 85-90.

7. Imbriglia J, Clifford J. "Management of the painful distal radioulnar joint". En: *The Wrist.* Watson & Weinzweig Eds. Lippincott, Williams & Wilkins, 2001.

8. Irisarri C. "Luxaciones y fracturas-luxaciones del carpo". *Rev Iberoamericana Cir Mano* 2000; 27: 57: 50-64.

9. Irisarri C. "Etiology of Kienböck´s Disease". *J Hand Surg* 2004; 29 B: 279-285.

10. Mayfield J, Johnson R, Kilcoine R. "Carpal dislocations: pathomechanics and progressive perilunar instability". *J Hand Surg* 1980; 5: 226.

11. Saffar Ph. *Les Traumatismes du carpe.* Springer-Verlag, París, 1987.

12. Stark H, Jobe F, Boyes J. "Fracture of the hook of the hamate in athletes". *J Bone Joint Surg* 1977; 59:575-582.

13. Tolat A, Sanderson P, DeSmet L, Stanley J. "The gymnast´s wrist: acquired positive ulnar variance following chronic epiphyseal injury". *J Hand Surg* (Br), 1992; 17: 678-681.

14. Topper S, Wood M, Ruby L. "Ulnar styloid impaction syndrome". *J Hand Surg* (Am) 1997; 22: 699-704.

15. Watson H, Weinzweig J. "Triquetal impingement ligament tear syndrome". En: *The Wrist*. Watson & Weinzweig Eds. Lippincott, Williams & Wilkins, 2001.

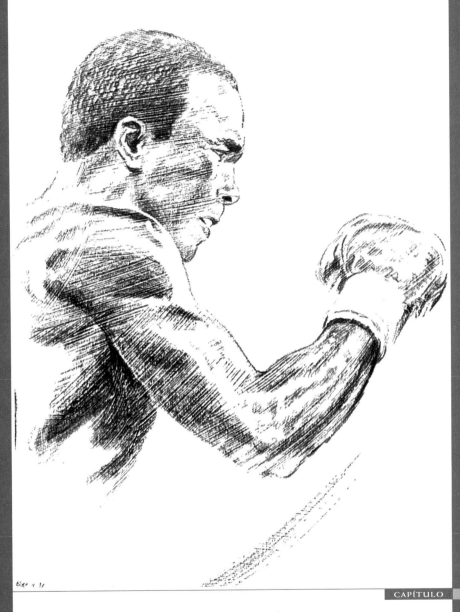

CAPÍTULO 10

Fracturas de los metacarpianos y las falanges

INTRODUCCIÓN

Las fracturas de la mano son muy frecuentes. Únicamente por esta razón merecen un especial interés no sólo por parte de los cirujanos de la mano, sino también de todos los integrantes de un Servicio de Urgencias traumatológico. La mayoría de las fracturas de los metacarpianos y de las falanges de la mano pueden ser tratadas de una forma conservadora, observando adecuadamente el protocolo de las "3 R" (Barton [1]), es decir, un Reconocimiento o diagnóstico correcto, una Reducción por manipulación si se trata de una fractura desplazada y una Retención o inmovilización en la posición y la duración adecuadas. Como Swanson (10) señaló, "las fracturas de la mano pueden verse complicadas por una deformidad cuando no se tratan, por rigidez cuando se tratan en exceso y por ambas complicaciones cuando se tratan inadecuadamente".

En las fracturas desplazadas, la reducción por manipulación debe ser lo más exacta posible para evitar deformaciones y desequilibrios musculares de la cadena cinética digital, así como alteraciones del deslizamiento de los tendones. Pequeñas angulaciones en el plano sagital son compatibles con un buen resultado funcional, pero las consolidaciones viciosas por rotación provocan una seria disfunción, tanto más importante cuanto más proximales. Como propuso James (6), los dedos deben ser inmovilizados con las articulaciones metacarpofalángicas (MF) en una flexión aproximada de 70°, mientras que las interfalángicas se inmovilizarán con una flexión de 20°. Con ello se pretende evitar el acortamiento de los ligamentos colaterales y facilitar así la recuperación de la movilidad articular una vez eliminada la inmovilización.

Cuando se trata de una fractura desplazada e irreductible, o inestable tras la reducción, debe procederse a su tratamiento quirúrgico, que no es una técnica sencilla, especialmente en el caso de las fracturas abiertas. Este hecho lo reflejó en su libro Watson-Jones (11) diciendo que "una fractura abierta de una falange necesita un cirujano tan experimentado como una fractura abierta del fémur". La osteosíntesis de las fracturas de los metacarpianos y de las falanges es difícil y tiene un escaso margen de error (Page [8]). Afortunadamente, en la actualidad el cirujano puede utilizar placas y tornillos de un tamaño adecuado al del hueso fracturado, con un excelente instrumental auxiliar específico, pero es imprescindible un entrenamiento previo con el mismo, un conocimiento adecuado de la anatomía de la mano, una elección de la técnica adecuada para cada caso en particular y una valoración pre y peroperatoria del estado de las partes blandas (Duncan [5]).

La prevención de la rigidez incluye el tratamiento postural antiedema, manteniendo elevada la mano lesionada durante los primeros días tras el traumatismo y permitiendo la movilización precoz de todos los segmentos digitales que no influyan en la estabilidad de la fractura, como por ejemplo sucede con la movilización de las falanges media y distal en el caso de una fractura de metacarpiano.

Hechas estas consideraciones genéricas, analizaremos los diversos tipos de fracturas que se producen en la práctica de diversos deportes, y en ocasiones de significativa importancia para deportistas de elite, quienes además precisan una reincorporación lo más rápida posible, lo que llega a condicionar el tratamiento a seguir.

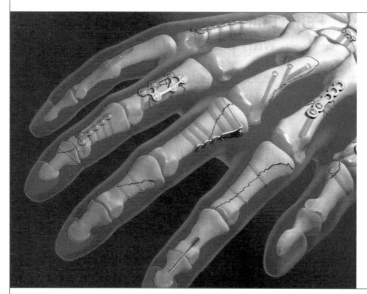

Figura 10.1.
Osteosíntesis
en la mano.

Fracturas de la base del I metacarpiano

Las fracturas articulares que se localizan en la base del I metacarpiano deben su importancia al importantísimo papel que tiene la articulación trapeciometacarpiana en el movimiento de oposición del pulgar, que le permite hacer la pinza con los pulpejos de los dedos largos.

Con frecuencia se trata de una fractura-luxación tipo Bennett (autor que la describió en 1886), que presenta un fragmento articular cubitopalmar, desplazándose el resto del primer metacarpiano por la acción del abductor largo del pulgar. Normalmente son fracturas inestables tras la reducción, precisando recurrir a su osteosíntesis. Su reducción abierta es sencilla de obtener, y la osteosíntesis la realizamos con un tornillo cuando el gran tamaño del fragmento cubitopalmar lo permite, y con una o dos agujas de Kirschner en caso contrario. Cuando el fragmento de la base del metacarpiano está dividido en dos partes (fractura descrita por Rolando en 1910), la osteosíntesis se realiza con una miniplaca. En las conminutas, preferimos utilizar un minifijador anclado al trapecio y a la diáfisis del primer metacarpiano, siendo peor su pronóstico funcional.

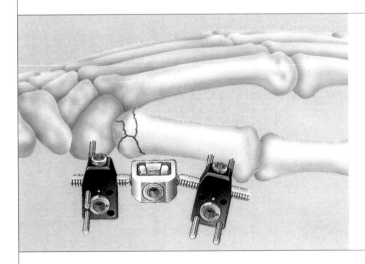

Figura 10.2.
Minifijador
externo.

Fracturas de las bases de los metacarpianos II, III, IV y V

Las más frecuentes son las fracturas de la base del V metacarpiano. Los trazos y desplazamientos (por la acción del músculo cubital posterior) recuerdan a los del primer metacarpiano, aunque su trascendencia funcional es menor. Habitualmente pueden reducirse por manipulación, siendo posible su osteosíntesis mediante agujas de Kirschner introducidas percutáneamente.

De mayor complejidad son las fracturas-luxaciones múltiples, frecuentes en caídas de motocicleta. Su rápida reducción y fijación quirúrgica (con agujas de Kirschner) permite conseguir un excelente resultado radiológico y funcional.

Otras fracturas de los metacarpianos

En las fracturas de la *diáfisis*, su osteosíntesis mediante placa o tornillos permite una rápida reincorporación cuando se realiza correctamente. Por ello, y aun siendo posible tratarlas con éxito mediante inmovilización, la intervención quirúrgica se hace cada vez más frecuentemente.

En las fracturas del *cuello*, de especial incidencia en el quinto metacarpiano, tras un traumatismo directo ("fractura del boxeador"), es tolerable un desplazamiento en flexión pero no en rotación. Si no es posible corregir dicha rotación por manipulación, se hará a cielo abierto, y para la osteosíntesis se utilizará una miniplaca o dos agujas de Kirschner cruzadas.

En las fracturas de la *cabeza* no desplazadas se recurrirá a la simple inmovilización durante unas 3 semanas. No son raras las fracturas-luxaciones que precisan ser tratadas quirúrgicamente, reduciendo la luxación y fijando la fractura ya sea con un tornillo o con agujas de Kirschner, según el tamaño del fragmento.

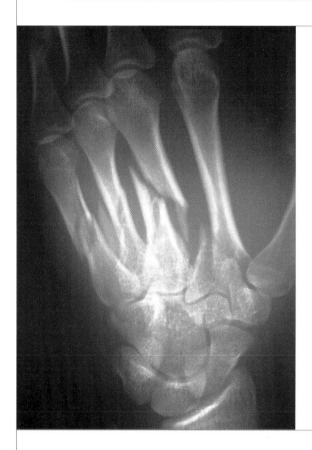

Figura 10.3.
Fractura múltiple
de los
metacarpianos.

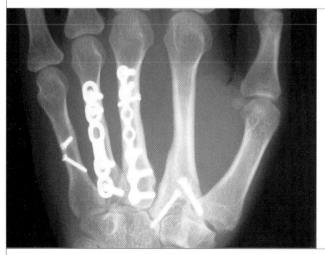

Figura 10.4.
Osteosíntesis en
los metacarpianos.

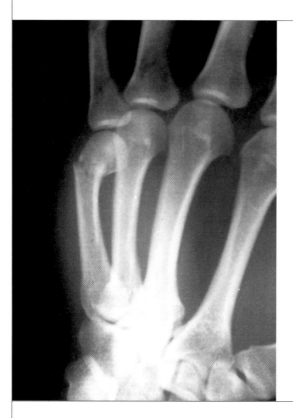

Figura 10.5.
Fractura del boxeador.

Fracturas de la falange proximal

Las fracturas articulares de la base y cabeza, con desplazamiento interfragmentario y en consecuencia con incongruencia de la superficie articular, deben ser tratadas mediante su reducción y osteosíntesis. Según el tamaño del fragmento(s), se usarán con este fin agujas de Kirschner o minitornillos.

En las fracturas diafisarias habitualmente es suficiente una inmovilización de 3 a 4 semanas. Solamente cuando exista un importante desplazamiento de los fragmentos se debe recurrir a la osteosíntesis, que generalmente hacemos con agujas de Kirschner o tornillos. Las placas originan frecuentes problemas por adherencias con el aparato extensor, por lo que su uso debe ser restringido a los casos indispensables.

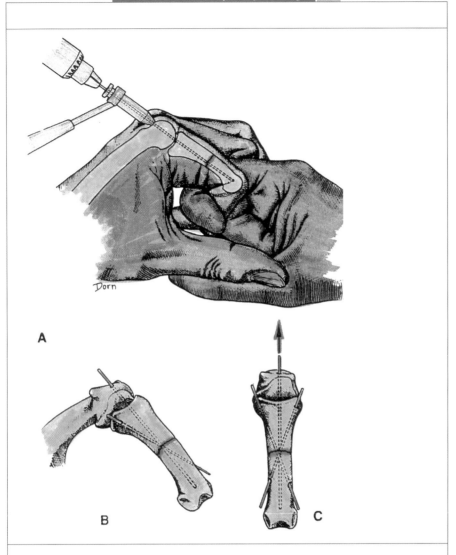

A

B

C

Figura 10.6. Técnica de Tubiana, colocando las agujas
de Kirschner de manera percutánea.

Fracturas de la falange media

Las fracturas de la base de la falange media por mecanismos de alta energía se presentan como fracturas-luxaciones, con un fragmento articular palmar unido a la placa volar, desplazándose el resto de la falange en sentido proximal y dorsal. Habitualmente es necesario utilizar 2 agujas de Kirschner, una para mantener unidos ambos fragmentos, y la otra para mantener la articulación reducida.

En algunos casos se producen fracturas por empotramiento, siendo prácticamente imposible recolocar los múltiples fragmentos. En este tipo es preferible utilizar un sistema de fijación externa con efecto de

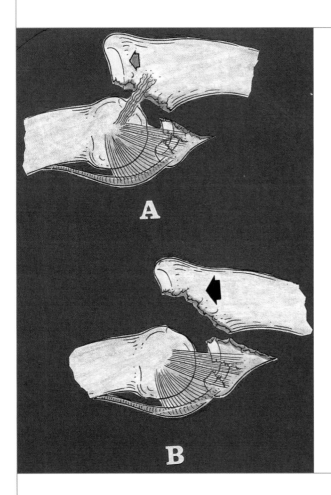

Figura 10.7.
Tipos de
fractura-
luxación IFP.

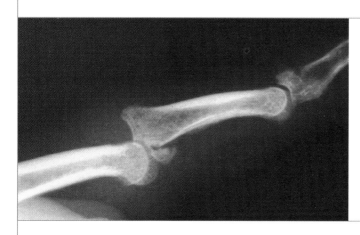

Figura 10.8.
Fractura-
luxación IFP.

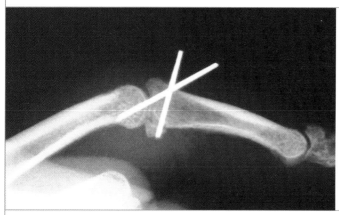

Figura 10.9.
Osteosíntesis.

distracción articular, permitiendo una movilización precoz, que ayude a conseguir en lo posible la remodelación espontánea de la superficie articular.

En las fracturas de los cóndilos de la falange preferimos realizar su exacta reducción y síntesis, preferentemente con minitornillos que posibilitan la temprana movilización.

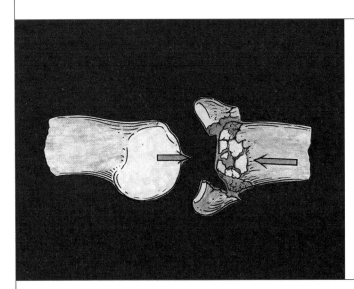

Figura 10.10.
Fractura conminuta de la base F2.

Fracturas de la falange distal

Suelen ser debidas a un aplastamiento y precisan una inmovilización temporal con una férula digital, que puede sustituirse unos días más tarde por una férula tipo Stack. Cuando exista un hematoma subungueal doloroso, se drenará antes de proceder a la inmovilización.

Solamente en los arrancamientos óseos del tendón flexor, y del tendón extensor (si se acompaña de luxación de la IFD), se realizará una osteosíntesis del fragmento avulsionado.

CONCLUSIONES

Como Barton (2) señaló, la movilidad final con frecuencia es mayor tras un tratamiento conservador simple reglado que tras complicadas intervenciones quirúrgicas. A la hora de valorar los resultados, debemos tener presente la frase de Burkhalter (4), quien dijo: "no se deben comparar los mejores resultados de la osteosíntesis con los peores resultados del tratamiento conservador. Compárense los mejores resultados de ambos métodos". Debe, por tanto, desterrarse el "adoctrinamiento" de los cirujanos más jóvenes sobre las "bondades" de la osteosíntesis, y hacerles entender que su realización debe reservarse para las lesiones en las que los riesgos de la cirugía se vean compensados por sus beneficios, especialmente una más rápida vuelta a la actividad deportiva profesional.

■ Bibliografía

1. Barton N. J. "Fractures of the Hand". *J Bone Joint Surg* 1984; 66 B:159-167.

2. Barton N. J. "Complicaciones de las fracturas de los metacarpianos y falanges". En: *Cirugía de la mano traumática*. Ene Ediciones, Madrid, 1987.

3. Bunnells. *Surgery of the Hand*. 3ª ed. J. P. Lippincott, Filadelfia, 1956.

4. Burkhalter W. "Closed Treatment of Hand Fractures". *J Hand Surg* 1989; 14A, 2: 390-393.

5. Duncan R, Freeland A, Jabaley M, Meydreche. "Open hand fractures: an analysis of the recovery of active motion and of complications". *J Hand Surg* 1993; 18A: 387-394.

6. James J I P. "The assessment and management of the injured hand". *The Hand* 1970; 2:97-105.

7. Merle M, Dautel G. "Malunion". En: *Finger Bone and Joint Injuries*. Ed. Bruser, Gilbert, Martin Dunitz, 1999.

8. Page S, Stern P. "Complications and range of motion following plate fixation of metacarpal and phalangeal fractures". *J Hand Surg* 1998; 23A:827-832.

9. Pieron A. "Correction of rotational malunion of a phalanx by metacarpal osteotomy". *J Bone Joint Surg* 1972; 54B: 516-519.

10. Swanson A. "Fractures involving the digits of the Hand". *Orthop Clin North Am* 1970; 1: 261-274.

11. Watson-Jones R. *Fractures and other Joint Injuries*. 4ª ed. , vol. 2. Williams & Wilkins, Baltimore, 1960.

12. Weckesser E. "Rotational osteotomy of the metacarpal for overlapping fingers". *J Bone Joint Surg* 1965; 47A: 751-756.

13. Wynn Parry C. *Rehabilitation of the Hand*. 4ª ed., Butterworths, Londres, 1981.

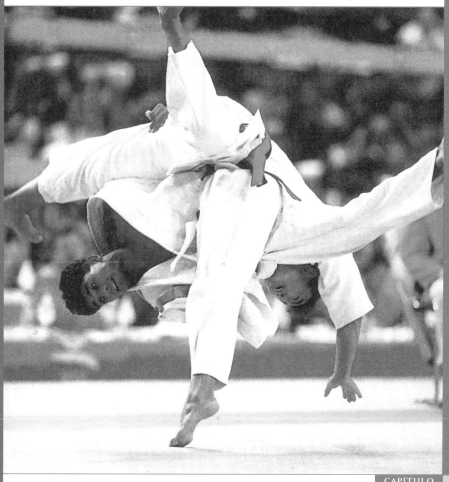

CAPÍTULO 11

Lesiones nerviosas, vasculares e inflamatorias

Lesiones de los nervios periféricos

La práctica de determinados deportes puede provocar la aparición o el agravamiento de la sintomatología clínica derivada de la compresión de nervios periféricos. En ocasiones la compresión se hace de forma directa, mientras que en otras es ocasionada indirectamente, por ejemplo, al inducir el desarrollo de un ganglión. Dependiendo del tipo de nervio comprimido, se producirá un cuadro clínico variable:

- En los nervios puramente sensitivos se producirá un déficit de la sensibilidad del territorio cutáneo correspondiente. Debe recordarse que el nervio mediano recoge la sensibilidad de la parte palmar-radial, y el nervio cubital, la del resto del área palmar (fig. 11.1). El ramo sensitivo radial lo hace de la parte dorsal-radial.

- En los nervios exclusivamente motores se producirá una paresia (pérdida de fuerza) de los músculos inervados por el nervio afectado, que en los casos de larga evolución se convierte en parálisis.

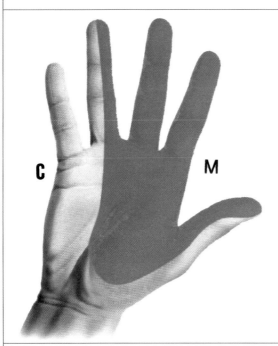

Figura 11.1. Territorios sensitivos del nervio mediano (M) y cubital (C).

Cuando la atrofia persiste durante un tiempo, el músculo o músculos afectados se atrofian, llegando a adquirir la atrofia un carácter
irreversible.

• En los nervios mixtos se asocia al déficit sensitivo el componente
  motor.

La aparición de una neuropatía por compresión en una persona joven,
y en relación con una actividad deportiva, debe hacernos sospechar la
existencia de un músculo supernumerario (es decir, que habitualmente no existe), o que un músculo presenta un exceso de volumen respecto al tamaño habitual. Su localización condiciona el nervio afectado. En el caso del nervio mediano (dando lugar al síndrome del túnel
carpiano), lo más frecuente es que se trate de una masa muscular hi-
pertrófica de un flexor superficial (habitualmente del índice) (figs.

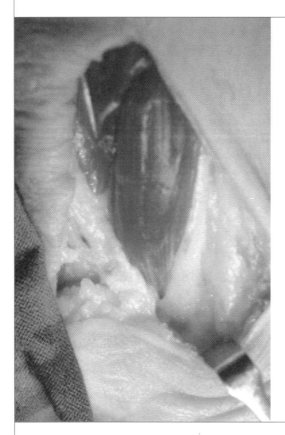

Figura 11.2a. Hipertrofia
del flexor superficial del
índice.

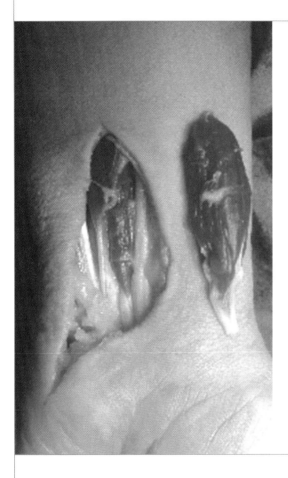

Figura 11.2b. *Resección del flexor superficial del índice.*

11.2a-b), aunque también puede localizarse en el palmar menor (figs. 13a-b). Actualmente es posible detectar estos músculos anormales mediante RM, pero cuando ésta no se realiza con frecuencia sólo se llega a hacer su diagnóstico durante la intervención quirúrgica.

Es precisamente esta posibilidad de anomalías estructurales la que nos inclina a seguir utilizando en este grupo de pacientes la cirugía "abierta", ya que la cirugía "endoscópica" no permite su observación ni tratamiento, al limitarse únicamente a la sección del ligamento anular (fig. 11.4), lo que nos obliga a tener la certeza absoluta de que no existe una anomalía anatómica.

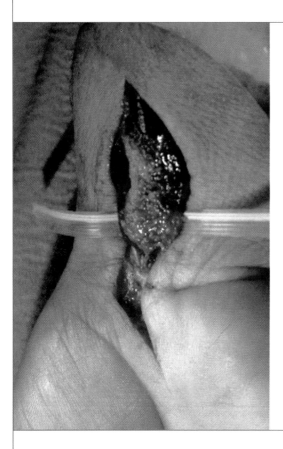

Figura 11.3a. Hipertrofia del palmar menor.

La compresión del nervio cubital puede ser debida a anomalías musculares, como la presencia de un músculo supernumerario (siendo el más frecuente el músculo aductor accesorio del meñique), pero su compresión puede ocurrir sin anomalías estructurales, por un apoyo directo y continuado sobre el nervio cubital (p. ej., en los ciclistas, por el apoyo del manillar) a nivel del canal de Guyon. Cuando la compresión sea proximal a su división, existirá un componente motor (paresia de la musculatura intrínseca de la mano) y sensitivo (meñique y mitad cubital del anular). La RM nos facilitará el diagnóstico cuando la causa sea la presencia de un ganglión a este nivel, y nos permitirá además descartar otras patologías no traumáticas, especialmente la presencia de una tumoración benigna tipo schwannoma.

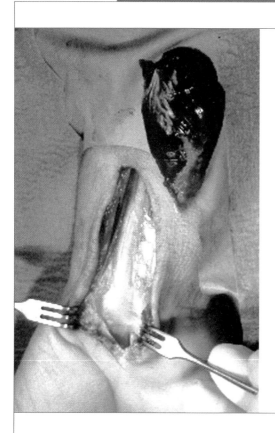

Figura 11.3b. Resección
del palmar menor.

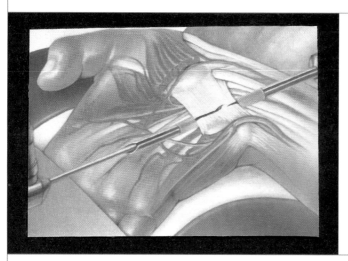

Figura 11.4.
Sección
endoscópica del
ligamento anular.

Cualquiera que sea la estructura que comprime el nervio, debe procederse a su exéresis quirúrgica.

En el tercio proximal del antebrazo puede producirse la compresión del nervio interóseo anterior ("síndrome de Kiloh-Nevin"), ocasionando la incapacidad para flexionar la falange distal del pulgar e índice. La compresión del nervio interóseo posterior, a nivel de la arcada de Fhrose, da lugar al déficit de extensión de las articulaciones metacarpofalángicas e interfalángica del pulgar. Tanto en una como en otra neuropatía, sobre la base de una predisposición individual por la existencia de una anomalía en la arcada anatómica correspondiente, la sintomatología puede estar inducida por una actividad deportiva continuada. Aunque en casos recientes debe probarse un tratamiento conservador, habitualmente es necesario recurrir a la apertura de la corredera y a la neurólisis del ramo nervioso afectado.

A nivel distal, el nervio interóseo posterior puede verse afectado por movimientos repetidos de flexoextensión forzada, por ejemplo, en gimnastas. Dado que a este nivel ya es puramente sensitivo, su única expresión clínica es el dolor local a nivel del tubérculo de Lister. La infiltración local, además de confirmar el diagnóstico, puede solucionar el problema. Si fracasa, la denervación mediante la extirpación de un segmento de aquél es resolutiva.

Es preciso hacer su diagnóstico diferencial con los llamados "**síndromes compartimentales**" que pueden afectar tanto a la musculatura extensora como la flexora. Éstos tienen su origen en el incremento de la presión intracompartimental, que provoca un déficit de la perfusión vascular muscular y acarrea una pérdida progresiva de la fuerza durante el desarrollo de la actividad deportiva, situación que hemos visto especialmente en el motociclismo profesional. Sólo la medición de la presión intracompartimental, especialmente tras hacer un esfuerzo continuado, aclarará el diagnóstico. La apertura de la fascia correspondiente es resolutiva.

A nivel digital, la compresión de los nervios colaterales puede alterar la sensibilidad del territorio cutáneo correspondiente. Así, por ejemplo, tenemos el denominado "*bowling thumb*" o pulgar del jugador de bolos. El roce continuado del nervio colateral del pulgar introducido en el orificio de la bola produce la fibrosis perineural progresiva del nervio. En los casos de corta evolución, las medidas correctoras (el empleo de una protección digital que evite el roce directo y la variación de la profundidad de introducción del pulgar) suelen ser suficientes para mejorar la sintomatología. En los casos de larga duración, puede llegar a ser necesaria la liberación del nervio colateral de la fibrosis que lo rodea.

En la muñeca, una compresión continuada por el empleo de una muñequera excesivamente compresora puede generar un síndrome irritativo de un ramo nervioso sensitivo, ya sea el ramo cutáneo dorsal cubital, o más frecuentemente el ramo radial sensitivo, entidad clínica descrita en 1932 por Wartenberg, a la que llamó "*cheiralgia paresthetica*", y cuyo mecanismo ha sido descrito con precisión por Dellon (4).

Lesiones vasculares

La incidencia de una lesión vascular directa a nivel de la mano y la muñeca es muy baja, salvo en los graves traumatismos abiertos de deportes como el motociclismo, caídas de parapente, etc. De igual manera, en el ámbito deportivo es escasa la incidencia de seudoaneurismas por punción de un eje arterial.

Más frecuente es la aparición de una trombosis localizada a nivel de un segmento arterial expuesto a un microtraumatismo repetido, cuyo diagnóstico se ha basado clásicamente en la exploración clínica, el eco-doppler y la arteriografía. Actualmente, el estudio mediante angio-TC (fig. 11.5) permite observar con gran nitidez el estado de las estructuras vasculares. La lesión más frecuente es la denominada "síndrome del martillo hipotenar", así llamada por haber sido descrita inicialmente en trabajadores manuales que ejecutaban de forma repetitiva golpeos con la eminencia hipotenar a modo de martillo. La lesión vascular consiste en la oclusión de la arteria cubital a su salida del canal de Guyon, zona en la que es especialmente vulnerable por estar solamente protegida por la piel, la grasa subcutánea y el músculo palmar corto. Debe diferenciarse el denominado *aneurisma verdadero*, con hipertrofia fusiforme de un segmento arterial (fig. 11.6a), del llamado *seudoaneurisma*, que se presenta en forma de saco afectando un solo lado de la arteria (fig. 11.6b). En alguna oca-

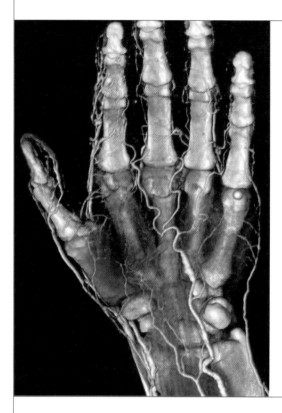

Figura 11.5. Angio-TC.

sión, la presentación de este cuadro se ve favorecida por la existencia de un músculo supernumerario (aductor accesorio del meñique) que cruza sobre la arteria cubital, cuya contracción ralentiza el flujo sanguíneo.

En el ámbito deportivo, su presentación ha sido citada en deportistas dedicados a diversas modalidades (kárate, judo, balonmano, etc.), pero posiblemente en la actualidad la causa más frecuente es la práctica de "bicicleta de montaña", como en el paciente referido por Rtaimate (8).

La presentación de lesiones vasculares digitales es frecuente en profesionales de pelota vasca a mano, en ocasiones en forma de un particular síndrome de Raynaud, coloquialmente denominado "dedo

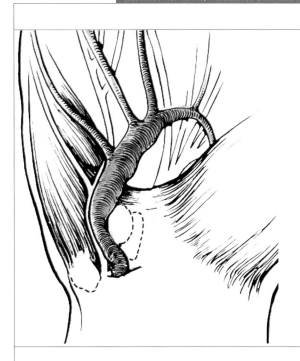

Figura 11.6a.
*Aneurisma verdadero
de la arteria cubital.*

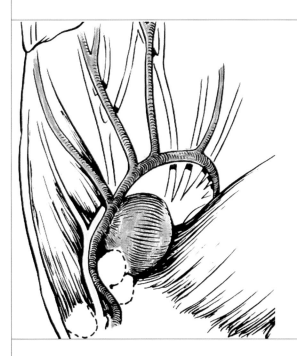

Figura 11.6b. *Falso
aneurisma de la
arteria cubital.*

blanco". Una patología parecida ha sido descrita igualmente en jugadores profesionales de béisbol en el dedo índice de la mano que recibe la pelota. Personalmente he tenido la oportunidad de operar a un veterano conductor de rallys con una trombosis de la arteria colateral cubital en la base del pulgar. En otro paciente (que había practicado voleibol muchos años) la trombosis afectaba la arteria radial, a nivel de la *princeps pollicis* y sus ramas distales. Normalmente existe una circulación colateral que hace innecesaria la reparación del vaso trombosado, incluso en las trombosis de la arteria cubital en la zona del canal de Guyon, siendo suficiente su simple exéresis. Sólo si se constata un déficit de perfusión distal y del retorno venoso, estará justificado realizar un injerto-puente venoso sustitutivo.

La aparición de una dilatación vascular o aneurisma verdadero es muy rara en la mano. Strauch (9) ha aportado un caso localizado en el meñique y ha encontrado en su revisión de la literatura en inglés un total de 12 casos. El papel de un traumatismo sobre el vaso lesionado no está claramente determinado, aunque ha sido citado en alguna ocasión (Brunelli [3]). También Vaissayrat (10) relaciona la actividad deportiva de los karatekas con la aparición de formaciones aneurismáticas en la mano, llegando a provocar la oclusión de las arterias colaterales la aparición de ulceraciones digitales.

Gangliones

El más frecuente es el que tiene su origen en el ligamento escafolunar dorsal (fig. 11.7), siendo inicialmente de pequeño tamaño (ganglión "oculto"), solamente visible en el corte axial de la RM (fig. 11.8a). Con el paso del tiempo, en algunas ocasiones llegan a adquirir un gran volumen (figs. 11.8b-c), y su tamaño y las molestias que produce pueden verse aumentados con la práctica deportiva. En su inicio, una infiltración local (de corticoide diluido en líquido anestésico) puede eliminar de forma definitiva las molestias, pero lo habitual es que antes o después reaparezcan. Si la incapacitación funcional lo requiere, se extirpará bajo anestesia regional y campo exangüe, pese al indudable riesgo de recidiva.

La segunda localización más frecuente es el ganglión volar, que tiene el inconveniente de que se sitúa en la vecindad de la arteria radial.

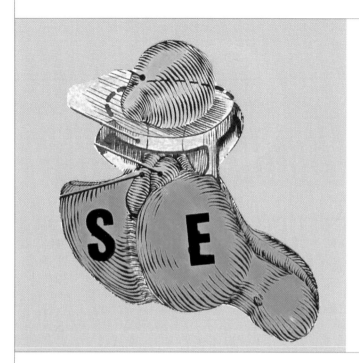

Figura 11.7.
Ganglión
escafolunar.

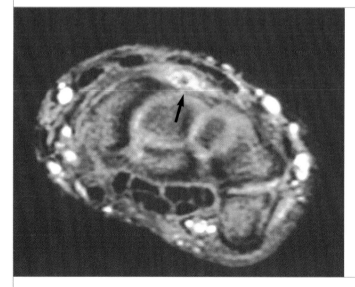

Figura 11.8a.
Ganglión
"oculto"
detectado
en la RM (↑).

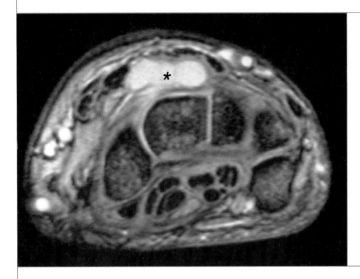

Figura 11.8b.
Ganglión escafo-
lunar: aspecto
en la RM (*).

Ello hace la infiltración del ganglión más peligrosa. Asimismo, su exéresis quirúrgica debe ser muy cuidadosa, aislando la arteria con cuidado para permitir la resección más completa posible.

En raras ocasiones, la presencia de un ganglión en el interior del canal o túnel carpiano provoca que, al aumentar su contenido inducido por el ejercicio, aparezca un síndrome del túnel carpiano inmediato. La EMG permite sospechar la causa que la RM confirmará (figs. 11.9a-b). Su exéresis es resolutiva.

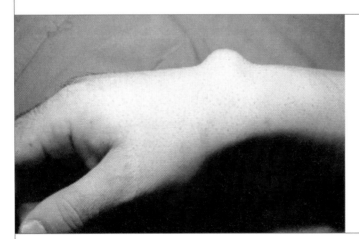

Figura 11.8c.
Ganglión
dorsal.

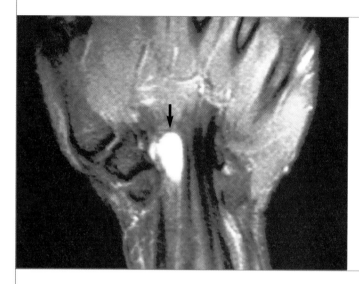

Figura 11.9a.
Ganglión intra-
canal: aspecto
en la RM (↓).

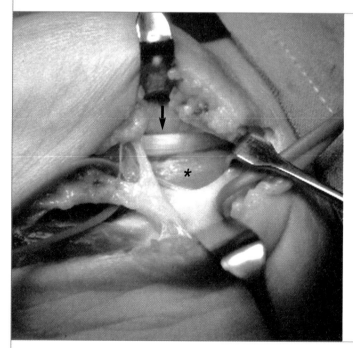

Figura 11.9b.
Aspecto
macroscópico del
ganglión (*),
adyacente al FPL
(↑).

Otros procesos inflamatorios

Los traumatismos continuados pueden dar lugar a procesos inflamatorios localizados y específicos de determinados deportes. Así, en los boxeadores (Gladdem [5]) y practicantes de artes marciales he tenido oportunidad de tratar procesos inflamatorios en los nudillos (*boxer´s knuckle*), con presencia de un tejido inflamatorio superficial al tendón extensor, cuyo deslizamiento dificulta, e impidiendo el dolor poder recibir impactos sobre dicha zona. En los casos crónicos he procedido a la exéresis del tejido inflamatorio (figs. 11.10a-b), conservando tanto el paratendón como el máximo de tejido subcutáneo todavía intacto. La reincorporación deportiva debe hacerse con un extremo cuidado de proteger la zona lesionada.

También ha sido minuciosamente descrita la lesión de los jugadores de pelota vasca a mano denominada *clavo*, que se localiza en la almohadilla grasa palmar, en la zona comprendida entre el pliegue palmar distal y la base de los dedos. En una primera fase se produce un hematoma, que puede resolverse si se suspende temporalmente la actividad deportiva. Si continúa el traumatismo repetitivo, se produce como respuesta un tejido nodular proliferativo fibrovascular, en algunos casos muy doloroso, que puede llegar a requerir su exéresis quirúrgica (Barriga [2]).

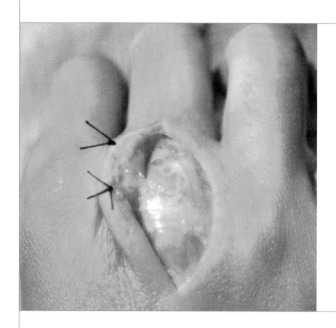

Figura 11.10a.
Nudillo del
boxeador.

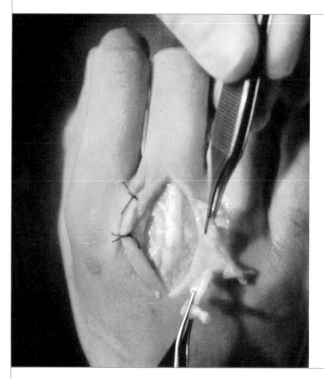

Figura 11.10b.
Exéresis del
tejido
inflamatorio.

■ Bibliografía

1. Arai K, Nakahaea K, Nishikawa S, Harata S. "Treatment of soft tissue injuries to the dorsum of the metacarpophalangeal joint (Boxer´s knuckle)". *J Hand Surg* 2002, 27 B, 1:90-95.

2. Barriga A. "Lesiones traumáticas de la mano en el pelotari manomanista". *Rev Medicina Univ Navarra,* 2003; Vol. 47, Supl. XVI Congreso SECMA.

3. Brunelli G, Vigasio A, Battiston B, Guizzi P, Brunelli F. "Traumatic aneurysms of two proper digital arteries in the same patient: a case report". *J Hand Surg* 1988; 13 B, 345-347.

4. Dellon AL, Mackinnon S. "Radial sensory nerve entrapment in the forearm". *J Hand Surg* 1986; 11 A: 199-205.

5. Gladdem J. " Boxer´s knuckle: a preliminary report". *Am J Surg* 1957; 93: 388-397.

6. Kostianen S, Orava S. "Blunt injury of the radial and lunar arteries in volley ball players". *Br J Sports Med* 1983; 17:172-176.

7. Manstein C, Lister G. "Bowler´s finger". *J Hand Surg* 1982; 7: 631-634.

8. Rtaimate M, Farez E, Lariviere J, Limousin M, Laffargue. "Aneurysm of ulnar artery in mountain biker". *Chir Main* 2002; 21: 362-365.

9. Strauch B, Melone Ch, McClain S, Lee B. "True aneurysms of the digital artery: case report". *J Hand Surg* 2004; 29 A: 54-58.

10. Vayssairat M, Priollet P, Capron L. "Does karate injure blood vessels of the hand?". *Lancet* 1984; 1:529.

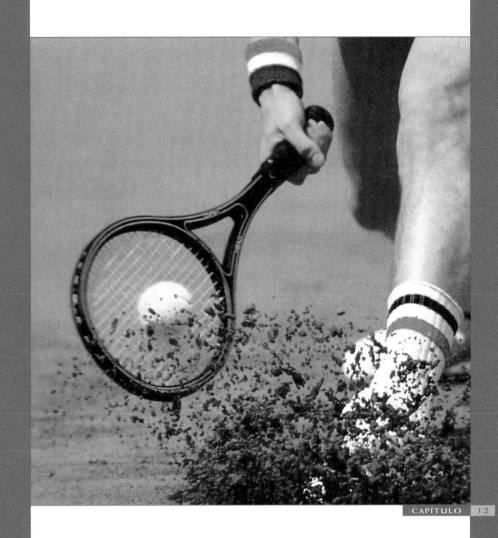

CAPÍTULO 12

Prevención de las lesiones deportivas

La prevención de las lesiones durante la práctica deportiva es un campo amplio y que implica a los entrenadores y preparadores físicos, al personal sanitario y a las ortopedias, que ofrecen innumerables dispositivos con esta finalidad. Lógicamente debe tenerse muy en cuenta si se trata de un deportista profesional o amateur, así como su edad y el tipo de deporte que practica. Es evidente la gran trascendencia económica que implica la lesión de una estrella del deporte, por lo que su prevención no debe reparar en medios y costes.

Afortunadamente, hoy en día el campo de la prevención y de la traumatología del deporte cuenta con excelentes y numerosos especialistas, y cualquier deportista de elite es estudiado de forma exhaustiva. Sin embargo, en el ámbito amateur no es frecuente contar con la colaboración de especialistas "a pie de campo", con experiencia para determinar si la lesión producida tiene la suficiente gravedad como para detener de forma inmediata la actividad deportiva y no agravar la lesión sufrida.

Cualquier persona que quiera realizar una actividad deportiva debe tener en cuenta los siguientes principios básicos:

1. **Preparación física**. La actividad deportiva ha de estar en consonancia con las condiciones físicas de la persona, debiendo hacerse un chequeo médico apropiado a su edad y deporte elegido. La fase de calentamiento previa al esfuerzo debe ser realizada a cualquier edad y en cualquier tipo de deporte. Especialmente en el campo amateur debe evitarse un sobreesfuerzo desproporcionado, para lo cual es primordial elegir a un contrincante de nivel similar, sobre todo en deportes de enfrentamiento individual.

   Un especial cuidado merecen los deportistas que sin haber alcanzado la madurez esquelética deben efectuar esfuerzos continuados, como sucede con los gimnastas (especialmente en las gimnastas), que pueden comprometer el desarrollo de la fisis de las muñecas. Desgraciadamente, las radiografías proporcionan nula o muy escasa información, por lo que debe confirmarse la existencia de patología mediante una escintigrafía, que mostrará una hipercaptación, y mediante una RM, que detecta alteraciones de la intensidad de la señal en los casos de edema óseo y permite además visualizar la presencia de una sinovitis articular.

En el otro extremo se sitúan aquellos deportistas jóvenes impulsados y hasta obligados a hacer un deporte específico por sus padres, y que se refugian en una inexistente lesión con el deseo de que les sirva para abandonar o al menos disminuir su dedicación a aquél. No intuir esta situación lleva a solicitar prueba tras prueba y, lo que es peor, a indicar cirugías innecesarias y contraproducentes.

2. **Material deportivo**. Debe seguirse el consejo de un experto sobre el material a utilizar y las medidas de seguridad a seguir. En deportes como el snow-board y el skate deben utilizarse elementos de protección específicos, que protegen la muñeca en caso de una caída (fig. 12.1). En otros deportes como el boxeo (fig. 12.2), la pelota a mano (fig. 12.3), el rugby (fig. 12.4) y la halterofilia (fig. 12.5) es de trascendental importancia un vendaje preventivo adecuado.

3. **Preparación técnica**. Sobre todo en adultos que inician una nueva actividad deportiva (tenis, golf), deben seguirse las enseñanzas de un monitor para no adquirir defectos de técnica, que realizados de forma repetitiva conducen inevitablemente a diversas lesiones. En deportistas profesionales, que dedican un gran número de horas a un deporte en concreto, deben analizarse los gestos técnicos por parte del experto en ese deporte y,

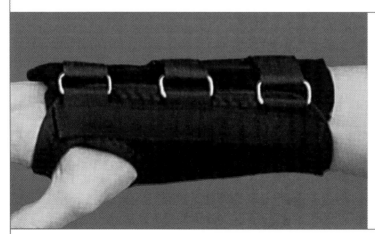

Figura 12.1.

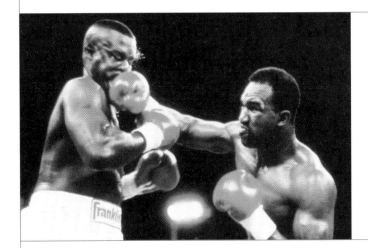

Figura 12.2.

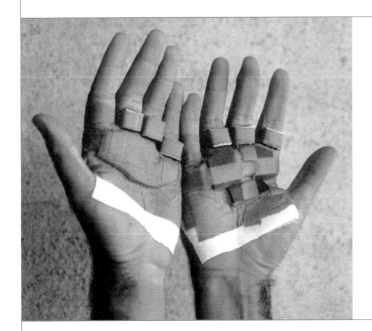

Figura 12.3.

de forma coordinada con el médico especialista, corregir cualquier error que suponga una sobrecarga funcional repetitiva.

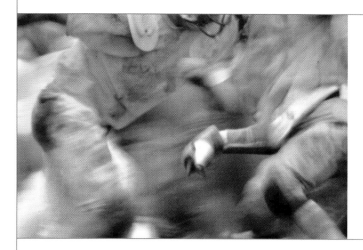

Figura 12.4.

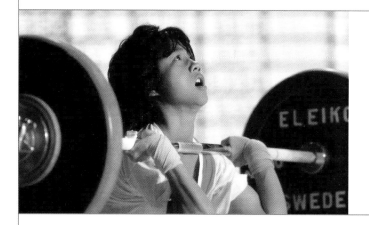

Figura 12.5.

Recuérdese que no existe ningún deporte sin riesgos. Como ejemplo ilustrativo puede mencionarse la amputación del dedo anular por avulsión en porteros de fútbol, al engancharse el anillo en los ganchos que sujetan la red. Otro mecanismo de amputación por avulsión es el ocasionado por una cuerda enrollada alrededor del pulgar, al caer del caballo mientras se practica hípica. He tratado un caso de amputación completa a nivel de la muñeca, arrancada por el cabo que el paciente, para hacer más fuerza, se había enroscado imprudentemente alrededor de la misma durante las maniobras con las velas en medio de un temporal en el transcurso de una regata.

4. **Rehabilitación de la lesión.** Si la lesión ya se ha producido, hay que respetar los plazos recomendados de recuperación y reincorporación a la actividad deportiva. Pretender acelerar el regreso a la competición mediante el abuso de infiltraciones u otras medidas supone un riesgo de recidiva a corto plazo, y de lesiones degenerativas precoces a largo plazo. Además, una reincorporación en malas condiciones conlleva una disminución del rendimiento, perjudicial para el propio deportista y para su entorno ante la falta de resultados, lo que termina por afectar psicológicamente al paciente y cuestionar la capacidad profesional del médico que ha dirigido su tratamiento.

Sin embargo, durante el tratamiento de una lesión localizada (como puede ser un dedo) es fundamental no descuidar el estado funcional de las áreas no implicadas. Para ello, deben buscarse inmovilizaciones que, sin dejar de ser eficaces, permitan desarrollar el máximo de actividad física. Utilizaremos siempre que podamos ortesis de fácil colocación, ligeras y que permitan al máximo mantener la higiene corporal, lo que hará que el paciente las use con más fidelidad y acepte llevarlas durante el período necesario, sin acortar el tratamiento como sucede cuando se le colocan yesos u ortesis que le incapacitan e incomodan de forma exagerada e innecesaria.

En deportes como el balonmano y el baloncesto, tras las frecuentes lesiones de los ligamentos de los dedos, es preciso utilizar durante algún tiempo una "sindactilia o *taping*" del dedo lesionado al dedo vecino para que le sirva de soporte temporalmente. La colaboración de un fisioterapeuta es de gran ayuda, especialmente si es un veterano del deporte en cuestión y ha experimentado personalmente una lesión similar. Los vendajes funcionales y la utilización de protecciones funcionales (especialmente de neopreno), bien indicados y realizados, disminuyen el riesgo de recaída en la reincorporación deportiva.

5. **Cuándo diferir un tratamiento.** En deportistas profesionales que obtienen grandes ingresos pero solamente durante un perí-

odo corto de años, es lícito, con su aprobación, diferir cirugías de pronóstico incierto, tales como las técnicas de plastias reconstructivas en lesiones de ligamentos del carpo, aun sabiendo que la cirugía paliativa final puede ser más limitante funcionalmente, por ejemplo, al tener que realizar la articulación lesionada, pero una vez que el deportista ha completado su ciclo como profesional.

6. **Preparación psicológica**. Debe ser adecuada a la presión que sufre el deportista. Lógicamente es una condición más trascendente en el campo del deporte profesional. Practicar cualquier deporte en un estado de ansiedad, motivado por la presión del público y los grandes intereses que hay en juego, disminuye el rendimiento del deportista y provoca fallos "inexplicables" en un jugador que se somete a muchas horas de entrenamiento. En el golf, los expertos usan el término "*yips*" para denominar el cuadro de temblor incontrolable que sufre el jugador al utilizar el *putt*. En cierta forma, se asemeja a la distonía de función que sufre el músico profesional y que le provoca errores infantiles que resultan inexplicables para su categoría. El apoyo de un psicólogo resulta imprescindible en estos casos.

■ Bibliografía

1. Arnheim D. *Fisioterapia y entrenamiento atlético*. Ed. Mosby, 1999.

2. Bové Pérez J. A. *El vendaje funcional*. 3ª ed. Elsevier España, 1999.

3. Kolt, Snyder-Macker. *Fisioterapia del deporte y del ejercicio*. Ed. Elsevier, 2004

4. Morgan W, Slowman L. "Lesiones agudas de la mano y la muñeca en el atleta: evaluación y tratamiento". *J Am Acad Orthop Surg* (ed. española) 2002; 1: 34-45.

5. Smith A, Adler CV, Crews D. "The 'yips' in golf: a continuum between a focal distonia and choking". *Sports Med* 2003; 33:13-31.